Peter Müller

Schlafentzug –
Erfolgreich gegen Depressionen

Peter Müller

Schlafentzug –
Erfolgreich gegen Depressionen

Ein Erfahrungsbericht und Leitfaden
für Betroffene, Nahestehende und Behandelnde

Psychiatrie-Verlag

Die Deutsche Bibliothek – CIP-Einheitsaufnahme
Müller, Peter:
Schlafentzug: erfolgreich gegen Depressionen;
ein Erfahrungsbericht und Leitfaden für Betroffene,
Nahestehende und Behandelnde / Peter Müller. –
Bonn: Psychiatrie-Verl., 1995
ISBN 3-88414-169-4

Autor und Verlag freuen sich über jede Rückmeldung zu diesem
Rat!schlag-Buch, besonders natürlich auf die Zusendung von Berichten über eigene Erfahrungen mit dem Schlafentzug. Der Autor nimmt dann gerne Kontakt mit Ihnen auf.
Bitte wenden Sie sich an den Psychiatrie-Verlag, Stichwort:
Schlafentzug, Postfach 21 45, 53011 Bonn.

© Psychiatrie-Verlag, Bonn 1995
Alle Rechte vorbehalten
Titelgestaltung: markus lau hintzenstern, Berlin
Gesamtherstellung: Clausen & Bosse, Leck

Inhalt

	Vorwort	9
	Einleitung	14
1	Was ist und was kann Schlafentzug?	22
2	Erste Erfahrungen mit dem Schlafentzug	27
3	Durchführung des Schlafentzugs	33
4	Gefahren, Fehler und Schwierigkeiten beim Schlafentzug	43
5	Der Schlafentzug war erfolgreich	48
6	Der Schlafentzug mißglückt	58
7	Meine Welt an grauen und gelebten Tagen	
	Melancholie, Schlafentzug, Liebe und Familie	62
	Melancholie, Schlafentzug und Beruf	72
	Melancholie, Schlafentzug und Freunde	76

	Melancholie, Schlafentzug und therapeutische Begleitung	89
	Melancholie, Schlafentzug und Glauben	91
	Melancholie, Schlafentzug und wichtige Ereignisse	94
	Melancholie, Schlafentzug und Tiere	97
8	Der Tag nach dem erkämpften Tag	102
9	Über diese Brücke mußt du gehen – Schlafentzug als Suizidprophylaxe	108
10	Der Stand des Wissens zum Thema »Schlafentzug bei Melancholie«	115
11	Ausblick und Dank	122
12	Schlafentzug – Kurzanleitung	126

Widmung

Dieses Buch ist in erster Linie allen gewidmet, die durch eine Melancholie oder Depression gehemmt sind und die dringend nach einem Ausweg suchen.

Es wendet sich an alle, die in auswegloser Situation keine Helligkeit mehr wahrnehmen oder deren Leben sinnlos geworden zu sein scheint.

Ist das gerade eine Situation, ein Buch zu lesen, habe ich mich selbst gefragt. Fehlt Ihnen die Kraft oder Lust, so lesen Sie einfach nur die Kurzanleitung »Schlafentzug« (Kapitel 12).

Starten Sie selbst einen Versuch.

Ich hoffe und wünsche für Sie, daß Sie dadurch einen Weg aus der Enge und wieder zum Leben zurückfinden.

Mit diesem Buch möchte ich aber auch bei Angehörigen und Nahestehenden ein Verständnis der Behandlung durch Schlafentzug erreichen.

Aufgrund meiner eigenen Erfahrung schließe ich

mit der Bitte an Therapeutinnen und Therapeuten bei ihren Patientinnen und Patienten dieses »einfache« Mittel Schlafentzug in das Behandlungskonzept aufzunehmen.

Vorwort

Die Gedanken meiner Frau sollen am Anfang dieses Buches stehen. Sie hat am meisten gelitten, ertragen und mitgetragen.

Auch jetzt, beim Entstehen dieses Buches, hat sie ihre Gedanken aufgeschrieben, die sicher Kranken, Angehörigen und Behandelnden Mut machen, neue Wege zu gehen.

Gedanken und Erfahrungen
von Verena Müller zum Schlafentzug

Ohne Schlafentzug wäre Peter wohl heute nicht mehr am Leben. Er hätte aufgegeben in der Gewißheit, der Depression nicht mehr entrinnen zu können, in ihrem Morast steckenzubleiben und selbst zu Morast zu werden.

Noch nie zuvor hatte ich etwas über Schlafentzug gehört oder gelesen. Schlaf ist für mich etwas Erholsames, Heilsames. Ich brauche den Schlaf, um Abstand zu gewinnen und um Kraft zu schöpfen, physisch wie psychisch; war ich doch bei großem Schlafdefizit depressiv, nervös, kaum fähig mich zu konzentrieren, und auch mein Kreislauf war am Boden. Wie sollte Schlafentzug in der Depression diese ganz andere, positive Wirkung haben können?

Mein enorme Verwunderung über die Verwandlung von Peters Psyche nach einer durchwachten Nacht kann ich kaum in Worte fassen. Mit jedem weiteren Schlafentzug baute ich meine innere Skepsis und Ablehnung ab. Zwar bangte ich um Peters körperliche Gesundheit – kein regenerierender Schlaf und gesteigerter Zigarettenkonsum –, doch diese Sorge war sekundär, Peters Psyche hatte Vorrang!

Ich schlief schlecht in den Nächten, in denen mein Mann nicht neben mir lag. Mehrfach schreckte ich auf durch Geräusche, wenn er durchs Haus schlich.

Was würde passieren, wenn Peter mit einer brennenden Zigarette einschläft? Brandflecken in Couch und Couchtisch sind Zeichen aus dieser Zeit.

Was würde geschehen, wenn er einnickte, die Wirkung des Schlafentzugs dadurch ausbliebe und Pläne und wichtige Entscheidungen am Tag danach nicht verwirklicht bzw. getroffen werden konnten?

Es tat mir in der Seele weh, wenn ich Peter abends im Wohnzimmer zurückließ, leer und verzweifelt.

Er selbst hatte sich das unmenschliche Verbot auferlegt zu schlafen, im Schlaf kurzfristig zu vergessen – in der Hoffnung, dadurch am kommenden Tag wieder sich selbst zu spüren, er selbst zu sein.

Ich bewunderte seine Entschlossenheit und Zähigkeit, seine fast übermenschlichen Kräfte bei dem Versuch, die Depression zu bezwingen, um nicht von ihr in die Knie gezwungen zu werden.

Mein Beitrag zu diesen Nächten war äußerst gering. Ich konnte nicht mitwachen, ich war nicht stark genug. Mußte ich doch am kommenden Tag wieder ausgeruht sein, um meine vielfältigen Aufgaben bewältigen zu können.

Oft plagte mich mein schlechtes Gewissen, Peter allein zu lassen, und ich dachte an die schlafenden Jünger am Ölberg. So beschränkte sich mein Beitrag darauf, ihm Mut zuzusprechen, etwas zum Lesen anzubieten und Süßigkeiten bzw. Essen für die Nacht bereitzustellen.

Es waren nur wenige Male, daß ich mitten in der Nacht aufwachte, wohl dadurch, daß alles zu still war, und Peter schlafend im Sessel vorfand. Die Schlacht war für jene Nacht dann verloren, jedoch nicht endgültig. Wir gingen schlafen. Wie aber ist das Leben nach schlafloser, gelungener Nacht?

Ein typisches Bild für mich ist es, Peter morgens in seinem Arbeitszimmer beim Bekleben der Fotoalben vorzufinden. Auch beim Aufräumen oder Basteln in seiner Werkstatt im Keller traf ich ihn öfter an. Nicht selten werden wir auch zum Frühstück geweckt. Der Tisch ist gedeckt, Pausenbrot für die Kinder gerichtet.

»Ich bin draußen«, verkündet er dann, »ich hab's geschafft!« Stimme, Gesichtsausdruck und Körperhaltung haben nichts mehr gemein mit dem Verhalten vom Vortag. »Ich spür' mich wieder, ich bin nicht verblödet, ich bin wieder ich selbst!« Aber auch verhaltene Äußerungen kommen manchmal: »Seit einer Stunde ist es mir leichter. Ich bin noch etwas müde, aber ich weiß, es kommt. Die Eigenbeobachtung läßt nach. Ich kann wieder denken.«

Peters Auftauchen aus der Depression nach Schlafentzug vollzieht sich aus meiner Sicht meist ganz plötzlich und vollkommen, andere Male aber auch allmählich. Selten wird es Abend bis die Depression verschwunden ist. Besonders an Peters Augen kann ich seinen Seelenzustand erkennen.

Morgens erzählt mir Peter, wie er die Nacht hinter sich gebracht hat. Es gibt »leichtere« und »schwerere« Nächte. Im Tagebuch dokumentiert er sie, ebenso wie darauffolgende Tage.

Kaum ein Außenstehender kann sich vorstellen, wie nach einem Schlafentzug aus einem tief Depressiven wieder ein lebendiger, aktiver Mensch werden kann.

Peter ist dann sofort wieder voller Pläne, er öffnet sich innerhalb unserer Familie und nach außen. Er führt Telefongespräche und lädt gute Freunde ein.

Er regelt finanzielle und personelle Dinge für die Praxis.

Während der Depression sind die Tage endlos, *jetzt* droht oft die Zeit knapp zu werden. Wenn wir abends dann den Tag Revue passieren lassen, stelle ich meist wie beschwörend fest, als wolle ich dieses Erlebnis für Peter in den nächsten Tag hinüberretten: »Du hast es heute erfahren, wir haben es erfahren, deine Seele ist nicht tot, du bist nicht tot!«

Wenn auch Peter nach diesem Tag und dem nächtlichen Schlaf wieder in seine Depression zurückfällt, so bleibt ihm doch ein Hauch jener tröstlichen und rettenden Erfahrung, der ihm und mir die Kraft gibt weiterzukämpfen.

Einleitung

- *Immer wieder die Idee: man muß die Erfahrung der Nächte publizieren. D. M. sollte die Illustrationen entwerfen.*

- *Wenn ich heute auf dem Dampfer bin, beginne ich mein Buch: »Während der Dunkelheit der Dunkelheit entronnen.«*

- *Es könnte täglich gut sein. Ich hatte nicht geglaubt, das alles zu überleben.*

- *Aber das Rezept zum Überleben muß festgehalten werden. Die Chance, das Licht immer wieder zu sehen – und wenn ich nur einem damit helfen kann. Ich muß es als Buch herausgeben und andere somit auf einen Weg führen, der weiteres Elend verhindert (Suizidprophylaxe).*

Seit fünfzehn Jahren habe ich eine Krankheit, deren Name eigentlich unwichtig ist, die ich selbst jedoch am ehesten als »Melancholie« bezeichnen möchte. Viele meiner Ärzte haben sich darin versucht, den von mir geschilderten Symptomen einen Namen zu geben. Ich selbst kann nur sagen, es gab Perioden, in denen ich nahe daran war, mir das Leben zu nehmen. Ich war ganz einfach tot und leer.

In dieser grundlosen Traurigkeit trübte sich alles; es wurde alles schwarz, sinnlos und war ohne Zukunft. Der Sinn für den Beruf als Arzt, als Chirurg, war plötzlich verschwunden. An Familie, Freunde oder Bekannte spürte ich keine Bindung mehr. Die Traurigkeit machte mich fast arbeitsunfähig. Angst, Hilflosigkeit, verlangsamtes Denken und ständige Eigenbeobachtung verhinderten jegliche Initiative, jegliche Spontaneität und jegliche Fähigkeit, verschiedene Dinge gleichzeitig in Angriff zu nehmen. Alltägliche Verrichtungen waren bei der ständigen Selbstbeobachtung nicht ausführbar.

Es gab keine Hoffnung, keinen Glauben mehr, es gab keine Frau, keine Kinder mehr, weder Freunde noch Gott; ja, alles erschien auf einmal unwichtig. Ich saß viele Stunden, Tage, Monate einfach nur herum und studierte die Struktur der Tapeten. Ich sah jede Verschmutzung, war jedoch unfähig, sie zu beseitigen. Ich war mir selbst und anderen im Wege, konnte aber auch nichts dagegen tun. Fast immer war ich allein oder darum bemüht, daß ich allein sein konnte. Bereits wenn das Telefon klingelte, hatte ich Angst, es könnte jetzt etwas von mir gefordert oder erfragt werden. Ich erlebte mich ausschließlich in einer allumfassenden Hilflosigkeit.

Es gab Zeiten, in denen ich unfähig war, nur eine Schachtel Zigaretten zu kaufen. Ich war ständig müde. Auch wenn ich mich nach 12 oder 14 Stunden im Bett schließlich aufraffte, hatte ich das Gefühl, mich körperlich völlig verausgabt zu haben. Die Muskulatur war schlaff, mein Geist war träge, mein Gefühl erschien mir stumpf. Manchmal glaubte ich sogar zu »verblöden«. Oft war mir der Gedanke nahe, aufzugeben.

Bei einem Klinik-Aufenthalt fand ich durch Zufall in einer Hausbibliothek ein Buch. In diesem las ich erstmals ein paar Zeilen über Schlafentzug. In dieser ausweglosen Situation ist man immer auf der Suche nach Literatur, nach Information und Antworten auf bohrende Fragen:
- »Woher kommt meine Krankheit?«
- »Wie kann ich die Krankheit loswerden?«
- »Gibt es weitere Behandlungsmöglichkeiten?«

Während fünf bereits erlebter depressiver Phasen hatte ich alle Angebote einer Therapie angenommen und streng befolgt.

So sammelte ich Erfahrung mit jeweils den neuesten Antidepressiva, mit Kombinationen derselben und wechselnden Dosierungen.

Am häufigsten erhielt ich von meinen Ärzten trizyklische Antidepressiva und nach notwendiger Medikamentenpause und entsprechenden Vorsichtsmaßnahmen auch MAD-Hemmer.

Trotz Lithiumeinnahme gab es jedoch Rezidive (Wiederholungen depressiver Phasen).

Hat mir irgendein Medikament geholfen?

Dies muß ich mit einer weiteren Frage einfach stehenlassen: Wie wäre es mir ohne diese Medikamente gegangen? Wäre ich noch tiefer abgestürzt?

Eine Antwort darauf gibt es nicht.

Tatsache ist jedoch, daß mich kein Medikament, keine Medikamentenkombination und auch nicht wechselweise Erhöhungen von Medikamenten nur annähernd in einen Zustand brachten, den ich als »normal« bezeichnen würde.

Keine Medikation war in der Lage, mich aus dem Tief unmittelbar herauszuholen oder auch nur eine Erleichterung in dem Sinne zu schaffen, daß mir mein Leben wieder lebenswert erschien.

Mit Therapeuten fanden zahlreiche Gespräche statt. Obwohl ich selbst Arzt bin, kann ich nicht sagen, was damit genau bezweckt wurde. Es gab psychotherapeutische Ansätze wie auch verhaltenstherapeutische. Es gab Kriseninterventionen – bis zu vier Stunden täglich.

Dabei waren einfach das Verständnis und die einfühlsame Begleitung hilfreich. So gab es – wenn auch nur geringfügige – Besserungen meines Zustands.

Ich lernte, mein »Schicksal« besser zu ertragen.

Ich gehe sogar soweit zu behaupten, daß ich durch die Betreuung von suizidalen Gedanken ferngehalten wurde. Doch unabhängig von der Intensität der Bemühungen – die Finsternis blieb.

Jede Behandlung, die Hilfe bringt, hat ihre Berechtigung. Das war schon immer mein Grundsatz, wenn ich als Arzt über Außenseitermethoden befragt wurde. Akupunktur, Sonnenbäder und auch die Befragung einer Wahrsagerin wurden meinerseits eingesetzt, um wieder Hoffnung, wieder ein bißchen »Zukunft« zu bekommen.

Ich suchte einen Behandlungsweg, der mir die Möglichkeit bot, selbst einen aktiven Beitrag zu leisten.

In größter Not und Aussichtslosigkeit habe ich einen ersten Versuch – ohne weitere Anleitung – gestartet, eine Nacht nicht zu schlafen. Er war erfolgreich. In diesem Buch möchte ich Ihnen daher über meine Erfahrungen mit dem Schlafentzug berichten.

Meine Gedanken erheben nicht den Anspruch, wissenschaftlich fundiert zu sein, sondern sie möchten Menschen in ähnlichen Situationen ermuntern, einen Schritt in die Richtung zu wagen, Schlafentzug als Therapie einzusetzen. Obgleich ich mich als

Arzt in diesem Bereich – soweit ich konnte – informiert habe, verzichte ich in diesem Buch bewußt darauf, Literaturstellen anzuführen. Mein Dank gilt Herrn Professor Dr. Dieter Riemann von der Psychiatrischen Universitätsklinik Freiburg, der mir Mut machte, weiterzuschreiben und in Kapitel 10 den derzeitigen Stand der Forschung darstellt. Das Folgende bezieht sich also lediglich auf meine Erfahrungen mit meiner »Melancholie« und meinem Kampf gegen die erlebte Sinnlosigkeit in ungefähr 250 durchwachten Nächten. Für mich selbst habe ich entdeckt, daß auf diese Weise das Leben wieder lebenswert wird.

Vielleicht führt dieser Bericht auch Sie zu der Möglichkeit, zumindest zeitweise dieser fürchterlichen Enge, diesem »inneren Gefängnis« zu entfliehen. Mit meinen ganz persönlichen Erfahrungen möchte ich Ihnen Hoffnung vermitteln. Auch bei tiefster Traurigkeit kann Leben bei richtiger Durchführung des Schlafentzugs wieder Sinn bekommen: ein Lichtschimmer am Horizont, eine Idee, wie das Leben vorher gewesen ist, wie das Leben wieder weitergehen kann.

Heute, gerade wieder der Dunkelheit entronnen, bin ich sicher, daß viele Mitmenschen mit gleicher Erkrankung durch den Schlafentzug eine Methode kennenlernen sollten, die ihnen Kraft geben kann.

Ich berichte Ihnen von ca. 250 Nächten, die ich durchwacht habe und von den Tagen danach.

Ich will von meinem Auftauchen aus der Sinnlosigkeit erzählen, von meinem Weg, wieder Freude am Leben zu finden, wieder Beziehungen herzustellen, wieder Sinn im Beruf zu sehen.

Ich möchte auch Behandelnde bitten, durch die Weitergabe dieses Berichts ihren Patienten zu helfen.

Vielleicht ist Schlafentzug auch nur eine ergänzende Methode. Besprechen Sie Ihren Wunsch, Schlafentzug durchzuführen, mit Ihrem behandelnden Arzt oder Ihrer Ärztin. Es muß sorgfältig abgewogen werden, welche Medikamente abgesetzt werden können. Ich fand einen Begleiter, der mich in der Planung der Nächte hat gewähren lassen. Er ließ mich meinen Weg gehen, auch auf diese Weise die Melancholie zu bekämpfen.

Ich habe diesen Bericht während meiner »letzten depressiven Phase«, an den Tagen nach dem Schlafentzug verfaßt. Ich bin überzeugt, daß ich, soeben gesund geworden, einem Depressiven einen tragfähigen Rat geben kann. Meine Tagebücher waren mir bei der Formulierung dieses Buches eine entscheidende Hilfe. Ich stelle den jeweiligen Kapiteln einige exemplarische Aufzeichnungen daraus voran. Meine Tagebuchnotizen, ob von 1983 oder 1993, unterscheiden sich nur geringfügig. Die meisten Aufzeichnungen sind in einer Übergangsphase geschrieben. Aus dieser Position zwischen krank und gesund, das heißt, zwischen verzweifelter

Hilflosigkeit und dem Erlebnis, wieder »dazuzugehören«, erwuchs für mich das Gefühl der Verpflichtung, anderen Betroffenen diese Hilfe anzubieten.

1 Was ist und was kann Schlafentzug?

- *Und doch glaube ich fest daran, daß auch heute wieder die Kraft kommt. Gleichzeitig verschwindet die Müdigkeit.*

- *So habe ich eigentlich immer etwas, wenn ich verzweifeln sollte oder wenn Großes ansteht, wie z. B. der erste Arbeitstag, längere Gespräche oder notwendige Kontakte und Entscheidungen.*
  Das ist für mich wichtig: die Chance, mit der Nacht alles abzuschütteln.

- *Schlafentzug – dieses Rezept sollte man allen Depressiven geben. Ich bin sicher, die Suizidrate würde dann erheblich sinken.*

Wenn Sie sich in einer Situation befinden, in der Sie seit Wochen schlecht schlafen – mit wiederholtem morgendlichem Aufwachen oder auch mit schlechtem Einschlafen am Abend – können Sie sich nur schwer damit anfreunden, daß Sie das wenige, das Sie an Schlaf noch haben, auch noch aufgeben sollen. Noch dazu, wenn Sie viele Stunden im Bett – in der Dunkelheit, in der Zurückgezogenheit – schlaflos verbringen.

Mein Vorschlag: Schlafen Sie einmal eine Nacht überhaupt nicht! Geben Sie damit etwas auf? Sie möchten ja gar nichts mehr, Sie möchten nur noch in Ruhe gelassen werden und sich verstecken. Sie nutzen den Schlaf, das Schlafzimmer – oder die Bettdecke nur, um sich zurückzuziehen, um sich anderen nicht »auszusetzen«. In der Ruhe der Nacht haben Sie auch Ihre Zurückgezogenheit. Sie sind, was Sie ja möchten: alleine.

Ich habe für mich die Feststellung gemacht, daß durch mehr Schlaf und damit mehr Stunden des Rückzugs unter die Bettdecke die Situation erschwert wurde. Vorwürfe der Faulheit kommen in der Selbstbeurteilung erschwerend hinzu.

Mediziner haben festgestellt, daß bei depressiven Patienten nach einer völlig schlaflosen Nacht eine deutliche Besserung ihres Zustandes eintrat. Als ich 1984 diesen Hinweis in einem Buch über depressive Zustände fand, machte ich meinen ersten Versuch, eine Nacht durchzuwachen. Ich war am Folgetag »fast gesund«.

Diese Besserung betraf die Stimmungslage, das Gefühl, die Aktivität und den gesamten Lebenswillen mal über Tage, manchmal auch nur über Stunden. Ich selbst habe die letzten fünf Jahre die Erfahrung gemacht, daß durch Schlafentzug auch eine vollständige Rückkehr ins Leben möglich ist.

Wenn Ihre Stimmung an einem Tiefpunkt angelangt ist, sollten Sie nach Möglichkeit weniger schlafen. Wenn Sie die Kraft haben, bleiben Sie die ganze Nacht wach, und Ihr Zustand wird sich sehr wahrscheinlich entscheidend verbessern, vielleicht auch spüren Sie sich selbst »ganz und gar« wieder.

Der Schlafentzug kann entweder vollständig durchgeführt werden, indem Sie in einer Nacht überhaupt nicht oder partiell schlafen, d. h., Sie schlafen abends von 20.00 Uhr bis ca. 1.00 Uhr und bleiben den Rest der Nacht wach. Am Tag nach dem Schlafentzug sollten Sie nicht vor 18.00 Uhr wieder schlafen gehen.

Ich habe eine weitere Variante erprobt, die darin besteht, den partiellen Schlafentzug Nacht um Nacht zu verschieben und zu verlängern, in der Hoffnung, die gehobene Stimmung noch für die nächsten Tage »zu retten«. Dies würde bedeuten, daß Sie beim partiellen Schlafentzug den ersten Tag von 20.00 bis 24.00 Uhr, den zweiten von 21.00 bis 1.00 Uhr, den dritten von 22.00 bis 2.00 Uhr schlafen usw. Nach einer Woche mußte ich physisch erschöpft aufgeben, aber ich war eine Woche »wieder dabei«.

Mit beiden Formen des Schlafentzugs können Sie eine deutliche Verbesserung Ihres melancholischen

Zustandes – zumindest kurzfristig – für ein bis zwei Tage erwarten, möglicherweise vorerst auch das Ende der Erkrankung.

Der partielle Schlafentzug hat gegenüber dem vollständigen Schlafentzug den großen Vorteil, daß Sie aufgrund der vier bis fünf Stunden Schlaf physisch auch in der Lage sind, mehrere Nächte hintereinander den Schlafentzug durchzuführen.

Ich selbst habe auch mit Kombinationen von vollständigem und partiellem Schlafentzug versucht, meine Stimmung ins Gleichgewicht zu bringen. Der Lohn waren zwei Tage vollständiger Beschwerdefreiheit.

Dringend möchte ich davor warnen, sich physisch eine Überlastung zuzumuten. Aus irgendwelchen Zwängen heraus habe ich zwei vollständige Schlafentzüge hintereinander durchgeführt. Ich erlebte zwar zwei Tage, in denen ich wieder mich selbst spürte und frei von der Melancholie war, jedoch kam es am Mittag des zweiten Tages zu starken Kopfschmerzen und Erbrechen, so daß ich mit diesem »schönen Tag« doch nichts anfangen konnte.

Weiterhin sollten Sie auch nicht daran denken, im voraus zu schlafen (am Nachmittag vor dem Schlafentzug einen Mittagsschlaf einzulegen). Dies bringt für das Durchhalten der geplanten Nacht des Schlafentzugs keine Erleichterung, im Gegenteil eher eine Ermüdung.

So erstaunlich es klingen mag:

Nach psychischer oder physischer Belastung am Tage vor einer »Nacht« gelingt der Schlafentzug leichter. Um diese Belastungssituationen auszulösen, eignen sich sportliche Betätigungen oder körperliche Anstrengungen wie Gartenarbeiten (Holz hacken, Sandeimer tragen, Steine setzen und jede Art von Sport).

Grundsätzlich sollten Sie, falls Sie die Idee des Schlafentzugs für sich für geeignet halten, das weitere Vorgehen mit Ihrem Arzt/Ihrer Ärztin absprechen. Eine Kombination mit Medikamenten ist möglich, soweit Sie nicht stark ermüden. Nehmen Sie Ihre Medikamente dann bereits am Vormittag und/oder Mittag ein. Vielleicht besteht in Ihrer Umgebung auch die Möglichkeit, in einer Tagesklinik einen Schlafentzug unter Begleitung durchzuführen. Neben körperlicher Belastung sind sicher auch Gespräche mit dem Therapeuten oder anderen nahestehenden Personen zur Einleitung (am Abend) des Schlafentzugs sehr nützlich. Auch Probleme oder Fragen von Freunden lenken von der eigenen Problematik ab und führen einen selbst etwas gelöster in die Nachtstunden. Nicht unerheblich ist dabei auch die Tatsache, daß – wenn die Gäste gehen – fast unbemerkt schon ein Teil der Nachtstunden geschafft ist.

Aber bitte bedenken Sie: Der Schlafentzug ist ein erheblicher Eingriff in Ihren Körper. »Hören« Sie auf ihn!

2 Erste Erfahrungen mit dem Schlafentzug

- *Woher den Mut nehmen, wenn Insuffizienz und Angst einen fast ersticken?*

- *Irgendwann kommt Leben auf, irgendwann werde ich mich überhaupt wieder gesund fühlen.*

Drei depressive Phasen hatte ich ambulant mit Medikamenten und sporadischem Urlaub, ohne einen Tag Arbeitsunfähigkeit, überstanden, eine vierte Phase mit drei Wochen Arbeitsunfähigkeit. Im Februar 1984, nach einem Wochenend-Nachtdienst, mußte ich morgens um 8.00 Uhr jedoch aufgeben. Ein Kollege schrieb mich für fünf Tage krank: »grippaler Infekt«. Bemühungen meines ehemaligen Doktorvaters führten zur Einweisung in eine psychosomatische Privatklinik.

Ich fiel in ein noch tieferes Loch. Man gab mir Infusionen. Nach vierzehn Tagen kam ich langsam wieder auf die Beine.

Ich machte alleine eine Wanderung auf eine nahegelegene Burg und damit auch die Erfahrung, daß körperliche Belastung zu einer deutlichen Besserung der Befindlichkeit führte. Bei der Durchsicht der kleinen Stationsbibliothek fand ich einen Ratgeber »Depressionen«. Hierin fanden einige Zeilen mein besonderes Interesse: »Beim Durchwachen einer Nacht können depressive Zustände verdrängt werden.«

Das wollte, das mußte ich sofort ausprobieren! Hier ergab sich die Möglichkeit, selbst etwas gegen die Hilflosigkeit und Entfremdung in der Melancholie zu tun. Der Tag für diesen ersten Schlafentzug war mein Geheimnis. Am Samstag, den 17.03. 1984, besuchten mich meine Frau und meine zwei Töchter. Ich verspürte die Unmöglichkeit, mich mit ihnen zu unterhalten. Alles war sinnlos und ohne Zukunft. Ich war wie gelähmt. Gerne wäre ich mit nach Hause gefahren. Der stationäre Aufenthalt sollte weitere 14 Tage dauern. Ich war dann jedoch froh, wieder allein zu sein. Noch ein wenig Fernsehen, und dann war ich einfach eingeschlafen.

Der Sonntag war »mein« Tag – auf den Montag wollte ich durchwachen. Und dennoch wollte ich den Tag überhaupt nicht angehen lassen. Wie wenn ich mich schonen müßte, lag ich bis zum Mittagessen im Bett. Es ging mir aber allein schon dadurch besser, daß ich mich in Ruhe ließ; nachmittags schrieb ich Briefe – dies wäre in den drei vorausgegangenen Wochen nicht denkbar gewesen. Ich spürte Erleichterung. Ich hatte ein Ziel: den Montagmorgen.

Aus meinem Tagebuch:

- *18.03./19.03. 1984 – 1.00 Uhr. Da sitze ich nun mit einer Flasche Grapefruit-Saft, meinen Gedanken und meiner stärker werdenden Müdigkeit. Nach zwei Krimis und einem Bericht über die Leipziger Buchmesse ist nun auch der Fernseher tot. Gedanken über Planung einer eigenen Praxis.*

- *Wenn ich dann so »spinne«, bin ich hellwach, und es gibt keine Insuffizienzgefühle und keine Depression mehr. Spinnen bedeutet für mich immer Zukunft planen, obwohl ich nach meinem Empfinden überhaupt keine Chance, keine Zukunft habe. Dann träume ich bereits, wie ich meinen ehemaligen Chef und die Oberärzte zum kalten Buffet zur Eröffnung einlade. Gedanken über die Kinder und meine Frau, zur bisherigen beruflichen Laufbahn und Ausbildung.*

- *Momentan fühle ich mich völlig gesund und würde am liebsten alles zusammenpacken und zu Verena fahren. Taxi bestellen? Nein, das würde*

Verena nicht begreifen. Ordnungsgemäße und zeitgerechte Entlassung auf Wunsch der Ärztin!

- *2.00 Uhr – Es ist mir jetzt völlig unklar, warum ich vor drei Wochen plötzlich »Versagensängste« bekam und aufgegeben habe.*

- *Bald mit der Ärztin wegen Entlassung reden.*

- *Was ist schon eine Nacht, die man sich um die Ohren haut, gegenüber den Tagen, ja Monaten, die man seit dieser Erkrankung im Stumpfsein verbracht hat?*
  2.15 Uhr – Müde? Patience-Spiel.

- *Die Sonne ging bereits vor dem Schlafentzug für mich auf. Ich mache dies ja jetzt nur noch zur zusätzlichen Stabilisierung.*

- *3.30 Uhr – Seit ich hier bin, lese ich täglich die Frankfurter-Zeitung und eigentlich nie Lesenswertes. Heute habe ich den Artikel für die DDR für Verena aufgehoben. Plötzlich gibt es wieder Mitteilungen, die interessant sind – herrlich! Es lohnt sich, diese anderen zu übermitteln.*
  4.00 Uhr – Vielleicht könnte mir Verena die Steuerunterlagen mitbringen? Jetzt hätte ich die Kraft, etwas zu arbeiten. Das wäre doch eine sinnvolle Beschäftigung, wenn wir Geld zurück-

bekommen! Werde ich die Energie morgen auch noch haben?
4.30 Uhr – Stiefel abgeschrubbt. Es ist kalt, aber die Stimmung ist gut.

- *Beim Blättern im Adreßbüchlein denke ich, wessen Geburtstag wir wieder einmal vergessen haben und wem ich jetzt schnell meine Besserung mitteilen sollte.*
5.00 Uhr – Wieder beim Zeitunglesen. Ein Inserat unter »Beagle-Welpen«. Das wäre für meine Töchter das schönste Geburtstagsgeschenk.

- *Ob Verena mich Dienstagabend mitnimmt? Ich komme dann Mittwoch wieder mit dem Zug hierher zurück.*

- *Jetzt wird es kalt, und Müdigkeit kommt auf, aber ich muß bis heute abend 18.00 Uhr durchhalten. Ich habe es geschafft! Man glaubt es einfach nicht, wenn man so mitten drin sitzt.*
5.15 Uhr – Habe Schlafanzug angezogen, damit keiner den Schlafentzug merkt.
5.30 Uhr – Die Zeit schleicht, soeben beginnen die Vögel zu zwitschern. Autos fahren. Hoffentlich falle ich Dienstag nicht zu tief, wenn meine Lieben kommen. Vielleicht bleibt auch alles so, und ich bin befreit.

- *Nun wird doch alles wieder, und ich sah schon Beruf und Familie verloren.*
  5.45 Uhr – Kampf gegen den Schlaf.
  7.00 Uhr – Zum Schein ins Bett gelegt. Endlich das langersehnte Wiegen (montags wurden alle Patienten gewogen).
  7.15 Uhr – Mit einem Sprung aus dem Bett. Vorhänge auf! So einen Morgen hatte ich schon lange nicht mehr. Ich fühle mich nicht frisch, aber frei.
  7.30 Uhr – Die Vögel zwitschern heute für mich laut vernehmlich.

Alle Wahrnehmungen sind deutlicher, reiner, sinnvoller und selbst erlebt.

3 Durchführung des Schlafentzugs

- *Ständig könnte ich einschlafen, aber immer nur Minuten, dann reiße ich mich hoch. Immer wieder gehe ich raus und friere an der kalten Luft.*

- *Ich weiß, daß mein Selbstvertrauen, mein Mut wiederkommen, aber noch ist es mir unvorstellbar, wie alles plötzlich so anders sein kann.*
  Plötzlich sind Angst und Insuffizienz weg, Ideen und Phantasien kommen.

- *Drei blöde Fernsehfilme, dann im Haus Ordnung gemacht: mein Zimmer, die Werkstatt und die Garage. Es entstand eine akzeptable Ordnung. Es war kein Druck, aber eine Hilflosigkeit in Entscheidungen, was ich wegwerfen kann.*

- *Lange habe ich nichts aufgeschrieben. Immer dachte ich, ich hätte es geschafft mit diesen Nächten. Jetzt schon fast Routine.*

- *Immer Sonntag/Montag und Mittwoch/Donnerstag. Nutze ich die Tage richtig?*

Wenn Sie die Idee des Schlafentzugs interessiert, sprechen Sie zunächst Ihren Arzt oder Therapeuten darauf an. Entscheiden Sie für sich selbst, welche Form am geeignetsten ist. In Zeiten der Sinnlosigkeit hatte ich immer noch ein Interesse. Das Interesse galt den Ursachen und den Therapiemöglichkeiten meiner Erkrankung. Ich wollte, mußte alles lesen, was mir über dieses Thema in die Hände fiel. Ist es für Sie neu, daß Sie wieder etwas interessiert?

Grundsätzlich muß die Idee des Schlafentzugs jedoch nicht von Ihnen kommen. Auch Ihr Arzt/Ihre Ärztin können Ihnen »das Wagnis Schlafentzug« vorschlagen. Was Sie jedoch als Ihre Entscheidung beibehalten sollten, ist der Tag, an dem Sie den Schlafentzug durchführen wollen.

Besprechen Sie mit Ihrem Arzt oder Therapeuten eventuell eine Änderung der Medikamente, damit Sie ohne Schlaf die Nacht überbrücken können.

Ich selbst bin ein typischer »Nachtmensch« und gehe in der Regel zwischen 23.00 und 2.00 Uhr schlafen. Deshalb habe ich mit dem partiellen Schlafentzug (die erste Hälfte der Nacht zu schlafen) sehr schlechte Erfahrungen gemacht. Häufig stand ich trotz Wecker nicht auf. Wiederholt bin ich eine Stunde später wieder eingeschlafen. Als typischer Morgenmuffel hatte ich nachts um 1.00 Uhr, als ich nach Vorsatz aufstand, keine Idee mich zu beschäftigen, so daß ich ziemlich hilflos umherirrte.

Bei der Wahl des Zeitpunktes, an dem Sie den Schlafentzug durchführen wollen, ist in erster Linie entscheidend, was Sie am Tag nach dem Schlafentzug vorhaben. Falls Sie sich unsicher sind, ob der Schlafentzug gelingt, wählen Sie eine Nacht auf einen Samstag oder Sonntag, um sich gegebenenfalls beruflich nicht zu gefährden. Grundsätzlich müssen Sie davon ausgehen, daß der Schlafentzug sowohl erfolgreich sein als auch mißlingen kann. In der Situation einer Melancholie/Depression gibt es keine Hoffnung, keine Zukunft. Das Glas ist immer halb leer. Der Schlafentzug hat Peter Müller zweihundertmal geholfen, aber Sie sind sicher, daß er Ihnen nicht helfen wird.

Was jedoch verlieren Sie, wenn Sie einen Versuch starten? Sie können eigentlich nur gewinnen!

Wenn Sie dann mehr Erfahrung mit dem Schlafentzug haben, können Sie jeweils eine Nacht vor besonderen Belastungen wählen (z. B. verabredete Gepräche, wichtige Entscheidungen, familiäre oder gesellschaftliche »Festlichkeiten«).

Teilen Sie den von Ihnen festgelegten Tag niemandem außer Ihrem Therapeuten, Ihren Freunden oder nächsten Angehörigen mit. Überlegen Sie, ob es für Sie gegebenenfalls günstiger ist, alleine oder mit irgendeiner vertrauten Person die Nacht zu durchwachen. Grundsätzlich kann es angenehm sein, wenn jemand – zumindest einen Teil der Nacht – in der Nähe ist und Sie durch Gespräche schon in die Nacht »hineingelangen«. Ich war am liebsten allein und fand eigentlich immer erst zu einem gewissen Rhythmus, wenn alle übrigen Familienmitglieder schlafen gegangen waren.

Falls jemand Ihnen vorschlägt: »Mach heute nacht doch mal wieder durch, damit Du wieder der alte bist«, nehmen Sie diesen Vorschlag nicht auf. Sie müssen selbst die Entscheidung treffen und auch ganz alleine den Schlafentzug durchhalten. Als mir ein lieber Mensch eines Abends vorschlug, mit mir zusammen durchzuwachen, habe ich das angenommen. Bedauerlicherweise mißglückte jedoch dieser Schlafentzug. Nachdem wir uns um 6.00 Uhr verabschiedeten, habe ich mich um 6.30 Uhr ins Bett gelegt. Der folgende Tag war dann, wie jeder der vorangegangenen Tage, ein »toter Tag«.

Raum

Achten Sie in dem Raum, in dem Sie sich nachts aufhalten, auf genügend Licht und genügend frische Luft. Falls neugierige Nachbarn da sind, sollten Sie nach außen hin verdunkeln (Läden schließen). Wählen Sie jedoch nach Möglichkeit einen Raum, von dem aus Sie auch gelegentlich an die frische Luft hinaustreten können, um die Müdigkeit zu vertreiben (ein paar Kniebeugen auf dem Balkon, ein kurzer Gang zum Mülleimer oder zum Briefkasten).

Licht

Machen Sie genügend Lichter an. Es ist nachgewiesen, daß bei Lichteinstrahlung melancholische Zustände verbessert werden können. Bei Dämmerbeleuchtung schläft man schneller ein.

Kleidung

Ziehen Sie sich bequeme Kleidung an. Ich hatte für meine geplanten Nächte eine abgetragene Cordhose an. Keinesfalls ziehen Sie Ihre Nachtkleidung an. Dies würde Sie verführen, doch vorzeitig ins Bett zu gehen.

Kühlung

Eine Dusche oder ein Bad vorher kann eventuell anregend sein. Während der Nacht kühlen Sie sich gelegentlich die Hände, Unterarme und auch Füße sowie das Gesicht. Vorsicht, ein heißes Bad macht müde!

Getränke

Trinken Sie während des Tages vor der geplanten Nacht und am Abend keinen Alkohol. Auch dieser hat einen ermüdenden Effekt. Kaffee oder Coca-Cola haben bei vielen Menschen jedoch eine anregende Wirkung. Ständige Flüssigkeitsaufnahme hält wach. Tee oder Vitamingetränke können Sie in beliebiger Menge zu sich nehmen.

Essen

Achten Sie auf ausreichende Ernährung, da durch zuviel Kaffeegenuß oder Sprudel Magenschmerzen auftreten können. Sie sollten am Tag vor der Durchführung des Schlafentzugs nicht zu reichlich essen. Schweres Essen macht zusätzlich müde. Bewahren Sie sich die »Kalorien« für die Nacht auf. Hier ist es sicher hilfreich, häufig kleinere Mahlzeiten einzunehmen (Erdnüsse oder Schokolade). Wiederholte kleine Mahlzeiten halten Sie wach. Mit vollem Mund schläft man nicht. Auch Kaugummikauen hält vom Schlafen ab.

Ruhe

Klären Sie vorher ab, daß für Sie in diesen zehn bis zwölf Stunden der Einsamkeit keine Störungen auftreten und Sie zu nichts verpflichtet werden können. Eventuell sollten Sie das Telefon abstellen. Durch diese Maßnahme findet eine totale Entpflichtung Ihrer Person statt. Sie dürfen, Sie müssen nicht wachbleiben. Wenn Sie schliefen, hätten Sie ja auch absolut Ihre Ruhe.

Arbeit

Sinnvoll ist es, sich kleinere Aufgaben zu stellen, um die Zeit der Nachtstunden zu verkürzen. Sie haben dabei den großen Vorteil, daß Sie sich beliebig Zeit lassen können und nicht unter irgendeinem Erfolgsdruck stehen. Dinge, die Sie während des Tages nicht erledigen können, gehen Ihnen nachts plötzlich leicht von der Hand. Ich erinnere mich daran, wie meine Frau eines Tages sagte: »Wenn du heute die Nacht durchmachst, könntest du doch den Weihnachtsbaum abräumen.« Es erschien mir wie eine unlösbare Aufgabe. Es waren fast zehn Stunden harte Arbeit.

Nichts paßte: Die Nadeln waren spitz, die Kartons veraltet, die Kerzenhalter durch Wachs fast unbrauchbar geworden. Überall sah ich nur Unüberwindbares, jedoch am nächsten Morgen war ich frei und das Wohnzimmer blitzblank. Der folgende Tag gehörte mir. Die durchwachte Nacht war leichter als andere. Es gab keinen Kampf gegen den Schlaf, nur gegen den Weihnachtsbaum.

Beschäftigungen

Was können Sie sonst die ganze Nacht tun?

Eigentlich müssen Sie überhaupt nichts tun. Davon hängt der Erfolg nicht ab. Sie tun sich jedoch leichter wachzubleiben, wenn Sie irgendwelche Tätigkeiten ausführen. Die Beschäftigungen sollten wiederholt gewechselt werden, insbesondere vermeiden Sie, zu liegen oder in bequemer Lage zu sitzen, wobei jedoch bei vorliegendem Krampfaderleiden eine Hochlagerung der Beine gelegentlich notwendig ist. Sie werden sehen, daß Ihnen plötzlich Dinge einfallen oder auffallen, die schon lange erledigt sein müßten.

Ich habe in den zahlreichen Nächten sämtliche Fotos für meine Frau und meine Kinder aus mehreren Jahrgängen sortiert und eingeklebt. Ich habe unangenehme Putz- und Aufräumarbeiten erledigt. Im Keller und Speicher entstand nach und nach eine übersichtliche Ordnung. Ich habe Reparaturarbeiten durchgeführt, soweit sie den Schlaf meiner Lieben nicht störten.

Ich versuchte, Holzspielsachen zu basteln. Ich habe Zeitschriften geordnet, Schrauben, Nägel und Bohrer sortiert, oft auch einfach »vegetiert« und unsinnige Fernsehprogramme angesehen.

Lesen

Mit dem Lesen habe ich schlechte Erfahrungen gemacht. Hierbei bin ich wiederholt eingeschlafen.

Ausflüge

Ich habe Wanderungen unterschiedlicher Länge unternommen. Meine Ausflüge – immer allein – führten mich zu nahegelegenen Sehenswürdigkeiten, und zwar brach ich auf, immer zu dem Zeitpunkt, an dem starke Ermüdung eintrat. In Griechenland wanderte ich der aufgehenden Sonne entgegen. Ich zwang mich, zum Sonnenaufgang an einem bestimmten Aussichtspunkt zu sein. So hatte ich für die Nacht ein Ziel, und die letzten Stunden verflogen in der Beobachtung der aufgehenden Sonne. Alleine auf einem Hügel an der frischen Luft – das Ende der Nacht war absehbar.

Ideen

Sie werden sehen, daß Ihnen verschiedene Beschäftigungsmöglichkeiten während der Nacht einfallen, wenn Sie sich und der Sache eine Chance geben. Und wenn es nur eine Idee ist – dies ist bereits ein Erfolg. Vorher hatten Sie die Feststellung gemacht, daß nichts einen Sinn hat. Jetzt werden Sie merken, daß es noch mehr gibt als Ihre Niedergeschlagenheit.

Zum Abschluß nochmals mein Rat: Lassen Sie alles auf sich zukommen, lassen Sie sich genügend Zeit, seien Sie sicher, daß, gleich was Sie tun, nur eines wichtig ist, daß Sie den Schlafentzug konsequent durchführen. Sie sollten nicht schlafen! Sie sind niemandem Rechenschaft schuldig, was Sie in der Nacht »geleistet« haben.

4 Gefahren, Fehler und Schwierigkeiten beim Schlafentzug

- *Ich ziehe besser das Bett ab, damit ich mir nicht alles verderbe. Es wäre wirklich fürchterlich, wenn ich mich am Morgen schlafend fände.*

- *Die Idee »weniger Schlaf« ist sicher richtig! Schlafe ich doch nur so viel, um die Zeit totzuschlagen.*

- *Ich weiß, es wird kommen – aber was dann? Schon jetzt bin ich dauernd am Grübeln, wie es weitergehen kann. Heute fehlt noch die Sicherheit, aber es wird alles gut werden. Wie nur komme ich davon weg, daß es wieder eine Eintagsfliege wird? Die Erde hat mich wieder, aber ich bin sehr müde, ohne Ideen, aber wieder ohne Hemmungen und mit Hoffnung.*

Wenn Sie alles, was ich Ihnen aus meiner Erfahrung in Kapitel 3 berichtet habe, ernst nehmen, haben Sie eine große Chance, daß es zum Umschlag kommt. Irgendwann kommt es dazu, daß Sie wieder einen Sinn erleben und wieder Gefühle haben. Am häufigsten trat die Veränderung bei mir zwischen 8.00 Uhr und 10.00 Uhr ganz unerwartet ein. Meistens, wenn ich durch Routinearbeiten abgelenkt war. Plötzlich war alles gut! Rückblickend konnte ich aber fast genau auf die Minute den Zeitpunkt angeben. Auch nachts beim Durchwachen merkte ich schon mal um 2.00 Uhr: Jetzt ist wieder alles normal. Das andere Extrem gab es auch, daß ich erst am Abend des Tages nach der durchwachten Nacht mich wieder als den alten erkannte.

Ich selbst hatte den großen Vorteil, daß ich ein »Nachtmensch« bin, d. h., auch in früheren Zeiten habe ich öfter Nächte durchwacht, um wichtige Dinge zu Ende zu bringen.

Sie dürfen auf keinen Fall auf »den Umschlag« warten. Sicher ist es vernünftig und gut, wenn Sie Tagebuch führen. Vermeiden Sie jedoch, mit dem Stift in der Hand darauf zu warten, jetzt ist es gut und notieren »4.23 Uhr«. Ein in depressiven Phasen besonders quälender und behindernder Umstand ist die Selbstbeobachtung. Ein Gesunder fragt sich nicht, wie es ihm geht. Sobald die »trüben Gedanken« weichen, findet auch kaum noch Selbstbeobachtung statt, und es entsteht Freiraum für Aktivitäten.

Sie haben selbst entschieden, den Schlafentzug

durchzuführen. Auch Sie können jetzt selbst jederzeit bestimmen, den Schlafentzug wieder abzubrechen. Falls Sie feststellen, daß Sie nicht die Kraft haben, eine Nacht durchzuhalten, entscheiden Sie sich rechtzeitig (ca. 23.00 bis 1.00 Uhr) doch noch zu schlafen, und gehen Sie an einem anderen Tag gegen Ihre Niedergeschlagenheit mit dem Schlafentzug vor.

Wenn Sie bei einer eintönigen Tätigkeit mehrmals einnicken, kann dies bereits den Erfolg beeinträchtigen. Ich habe jedoch auch die Feststellung gemacht, daß ich trotz wiederholten Einnickens dennoch am nächsten Tag wieder »ich selbst« war. Diese Nickerchen lassen sich jedoch durch wechselnde Tätigkeit sowie Trinken, Essen, Rauchen, Duschen oder Herumlaufen vermeiden.

Sollten Sie sich entscheiden fernzusehen und dabei einschlafen, d. h., Sie stellen einen »Zeitsprung« von über zehn Minuten fest, ist es sicher sinnvoll, den Schlafentzug für diese Nacht abzubrechen und zu schlafen. Denn nur selten wird sich dann ein Erfolg am nächsten Tag einstellen.

Die Vorteile des Schlafentzugs sprechen aus meiner Erfahrung heraus für sich – aber es gibt auch Nebenwirkungen und schädliche Wirkungen. So verstehe ich Schlafentzug auch als Medizin. Die richtige Dosierung zur rechten Zeit muß sorgfältig ausgewählt werden. Hier sollten Sie sich mit Ihrem Therapeuten absprechen. Auch die Kombination

Schlafentzug und Medikamente sollte zusammen mit dem Arzt/der Ärztin überdacht und eventuell neu eingestellt werden.

Ich habe bei verschiedenen Psychopharmaka erlebt, daß mir wegen zu hoher Dosierung ein Durchwachen nicht möglich war.

Bedenken Sie besonders an dem Tag nach dem Schlafentzug, daß Sie trotz jetzt bestehender Frische erheblich übermüdet sind. Nehmen Sie unbedingt die verordneten Medikamente weiter, auch wenn Sie sich gesund fühlen. Wegen der Übermüdung und auch wegen der Unkonzentriertheit sollten Sie als Pkw-Fahrer im Straßenverkehr besonders vorsichtig sein oder – besser noch – sich fahren lassen. Schon das Spazierengehen kann gefährlich werden. Sie werden selbst feststellen, daß Sie wesentlich unkonzentrierter sind. Kein Wunder, es fehlt Ihnen eine ganze Nacht Schlaf! Sie sind oberflächlicher, und dies birgt bei zahlreichen Verrichtungen im täglichen Leben Gefahren. Meiden Sie Kreissägen, Bohrmaschinen sowie Arbeiten an und mit Elektrogeräten.

Wenn Sie Raucher sind: Achten Sie – besonders auch in der Nacht – auf Gefahren durch das Feuer.

Falls Sie erkennen, daß der Schlafentzug mißglückt ist, das heißt, daß Sie in einer Nacht mehrfach eingeschlafen sind, rechnen Sie damit, daß Sie am nächsten Tag übermüdet sind. Wenn der Schlafentzug geglückt ist, haben Sie plötzlich Kraft für Aktivitäten. Nehmen Sie sich jedoch auch Zeiten der

Erholung. Verzichten Sie auf mancherlei. Jetzt gehört Ihnen wieder »Ihr Leben«, die kommenden Tage, Wochen, Monate; oder wie ich Ihnen wünsche, die vor Ihnen liegenden Jahre.

Die Durchführung des Schlafentzugs sollte nicht zum Raubbau an Ihrer Gesundheit werden. Bei Erfolg wie auch bei Mißerfolg kann der Wunsch, Schlafentzüge durchzuführen, sehr leicht zur Sucht werden.

Achten Sie darauf, daß durch Ihren Wunsch, die Nacht durchzuwachen, kein anderer geschädigt wird, und daß Sie Ihre psychischen und physischen Kraftreserven nicht überschätzen.

Ein Verlangen ist gut, ein süchtiges Verhalten schädlich! Setzen Sie sich Grenzen (nur ein- bis zweimal wöchentlich Schlafentzug!). Ruhepausen von zwei bis vier Wochen ohne Schlafentzug geben Kraft und sicher neues Erleben.

Ich gehe davon aus, daß der angemessen eingesetzte Schlafentzug bei vielen Menschen, die unter den Symptomen der Melancholie leiden, eine wirksame Methode der Therapie sein kann.

5 Der Schlafentzug war erfolgreich

- *Es wird Tag. Wieder mal geht eine der von mir so geliebten durchwachten Nächte zu Ende. Lange hat Verena mich ja daran gehindert, oder ich war selbst zu schwach.*
  Ich glaube, es ist wieder gelungen. Ich höre die Vögel wieder. Ich sehe, und ich denke wieder. Abläufe werden nicht mehr zur Qual. Essen und Kaffeekochen stellen keine Hindernisse mehr dar. Das dreckige Hemd oder die notwendige Dusche sind kein Problem mehr. Ich bin wieder frei. Die Angst ist verschwunden, das Gefühl schon wieder schwach da.

- *Die Zeit rennt – ein gutes Zeichen! Die Müdigkeit weicht! Immer mehr Dinge werden wichtig und interessant.*

- *Ja, es ist richtig: Es kündigt sich die Gesundheit durch nichts an. Aber plötzlich, wie ein Wechsel-*

bild, ist alles wieder in der richtigen Sicht und lebenswert.

Daß Sie wieder Sie selbst sind, merken Sie selbst sofort als erster und können es meist rückwirkend, fast auf die Minute noch feststellen.

Zum Beispiel führten Sie eine Tätigkeit aus, die irgendeine besondere Form der Eigeninitiative oder der Simultankapazität (Fähigkeit, Dinge gleichzeitig zu erledigen) erforderte. Sie bemerken, wie Ihnen plötzlich alles »locker von der Hand geht«, wie Sie ihre eigene Arbeit oder Beschäftigung gutheißen. Sie beginnen für den nun vor Ihnen liegenden Tag Pläne zu schmieden, auch vielleicht sich darüber Notizen zu machen.

Hierbei besteht jetzt auch eine deutlich feststellbare Minderung der Ermüdung, obgleich Sie die ganze Nacht durchwacht haben. Ja, ich kann Ihnen versichern, daß Sie ohne eine Minute Schlaf zusehends frisch und munter sind, vielleicht sogar ausgeruhter als diejenigen, die dann gerade nach der Nachtruhe ihre Arbeit beginnen.

Jetzt, wenn der »Umbruch« erfolgt ist, rate ich, kurz innezuhalten und den Tag vernünftig zu planen. Was ist jetzt wichtig? Vielleicht stellen Sie sich eine Prioritätenliste (Reihenfolge der Wichtigkeiten) zusammen. Es gehören Ihnen mindestens die nächsten zehn bis zwölf Stunden. Falls Sie es physisch können und wollen, nützen Sie den Tag so lange aus, wie Sie können.

Sie werden die Feststellung machen, daß Ihre Zeit knapp bemessen ist, und daß Sie manche Ihrer Pläne aufgeben müssen.

Möglicherweise ist Ihr Zustand auch nur gebessert. Sie fühlen sich leichter und sind anderen Menschen gegenüber nicht mehr so scheu. Viele Dinge, die Sie vorher glaubten, nicht erledigen zu können, stehen nun nicht mehr unüberwindbar vor Ihnen. Eine Zeitlang war ich unfähig, Sprudel einzukaufen. Oft habe ich am Tag nach der durchwachten Nacht die notwendigen Einkäufe getätigt.

Sie wollten schon lange mit irgend jemandem eine bestimmte Angelegenheit besprechen. Jetzt haben Sie Kraft und Sicherheit dazu.

Achten Sie jetzt ganz sorgsam auf die Zeit! Sie werden feststellen, daß im Gegensatz zu den vorangegangenen Tagen, als die Zeit stillstand, nun die Zeit dahinfliegt.

Vorsicht mit allen Kontakten zu Ihren Mitmenschen! Diese sind ein sicheres, selbstbewußtes Auftreten von Ihnen nicht mehr gewohnt. Reden Sie nur sehr wenig. Versuchen Sie gut hinzuhören, was andere jetzt an Sie herantragen. Vielleicht werden Sie feststellen, daß Sie auch mehr hören und verstehen als in Ihrer »melancholischen Zeit«. Nehmen Sie sich auch an diesem Tag Zeit, persönliche Aufzeichnungen zu machen. Tun Sie dies jedoch ohne die gefährliche Eigenbeobachtung. Denken Sie an diesem Tag über das nach, was vorher unmöglich war. Gab es Probleme, die Sie nicht lösen konnten? Sind Sie irgendwelchen Aufgaben ausgewichen, aus Angst zu versagen?

Vermeiden Sie jeglichen Streit mit Ihren Mitmenschen. Dies können Sie schon damit erreichen, daß Sie sich an diesem Tag nur mit »lieben Menschen« treffen. Vielleicht haben Sie auch das Bedürfnis, notwendige Kontakte wieder herzustellen. Falls es für Sie beruflich oder persönlich notwendig ist, zeigen Sie sich auch wieder in Gemeinschaften, in denen Sie lange vermißt wurden. Ich nenne dies »Flagge zeigen«, »Ich bin auch wieder da«. Tun Sie alles, wonach Ihnen gerade zumute ist, aber vermeiden Sie Konflikte.

Gehen Sie den Tag, aber auch jede Stunde dieses Tages mit der Gewißheit an, daß Sie ihn sich erneut selbst erkämpft haben. Sie verfügen nun wieder über Ihre Zeit. Denken Sie daran, daß vielleicht nur dieser eine Tag Ihnen gehört. Vermeiden Sie deshalb alle unnötigen Tätigkeiten. Erledigen Sie nicht alles, was liegengeblieben ist – im Gegenteil, schaffen Sie Möglichkeiten, daß Sie vielleicht an »schlechteren« Tagen diese Tätigkeiten ausführen können. Ich habe mir z.B. Holz gekauft und Konstruktionspläne für Kinderspielzeug aufgezeichnet. Das Sägen war dann auch noch an »schlechten« Tagen möglich.

Wie erfolgreich der Tag ist, werden Sie selbst erfahren müssen. Für mich gab es meist nur ein Entweder – Oder, ein Schwarz oder Weiß. Der Tag war gut, oder es trat der »Umschlag« überhaupt nicht ein. Möglicherweise erleben Sie jedoch auch »nur« eine »Erleichterung«. Vielleicht hält aber auch die »Erleichterung« mehrere Tage an.

Nach inzwischen fünf depressiven Phasen, aus denen ich durch einen letzten Schlafentzug wieder heraustreten konnte, glaube ich, daß Schlafentzug mich gerettet hat. Ich fühlte mich wieder gesund. Nach einer durchwachten Nacht war der Tag gut, und es blieben alle folgenden Tage, Wochen, Monate gut. Der Schlafentzug hatte bewiesen: Ich war nicht tot.

Der Tag nach der durchwachten Nacht, der Ihnen wieder Helligkeit und Hoffnung bringt, geht sehr schnell zu Ende. Sie können ihn mit einer kleinen Feier ausklingen lassen. Es bleibt Ihre Entscheidung, wann Sie sich schlafen legen. Sie werden feststellen, daß Sie im Laufe des Abends eher wacher werden. Bei Alkoholgenuß jedoch verkürzen Sie sich den Abend, indem Sie vorzeitig ermüden.

Sie haben selbst entschieden, den Schlafentzug durchzuführen. Auch Sie entscheiden nun wieder, wann Sie zu Bett gehen. Ich denke, der Zeitpunkt ist völlig gleichgültig. Sie sollten jedoch in der Nacht nach diesem erfolgreichen Tag nicht mehr Schlaf haben als Sie früher normalerweise hatten (z. B. sechs bis acht Stunden). Gerade bei meinem letzten Ausstieg – hierunter verstehe ich das Ende der Depression – habe ich hier eine interessante Erfahrung gemacht. Am Tage nach der Rückkehr ins Leben – nach neun Wochen melancholischer Stimmungslage – fragte mich ein Freund, ob ich am nächsten Morgen um 6.00 Uhr für ihn eine wichtige Aufgabe übernehmen könne. Er stellte mir diese Frage jedoch nachts um 1.00 Uhr. Es blieben also gerade noch fünf Stunden Zeit zum Schlafen. Am folgenden Tag war ich endgültig von meiner Melancholie befreit. Vielleicht sollte man nach einem gelungenen Tag nach durchwachter Nacht in der folgenden Nacht nicht zu viele Stunden schlafen.

Nach einer durchwachten Nacht konnte ich, um den Schlaf nachzuholen, zwölf bis sechzehn Stunden schlafen. Dies wirkte sich jedoch meist schädlich auf den weiteren Verlauf der Stimmungslage aus. Ich glaube, ich habe es diesem Freund zu verdanken, daß es durch die dann anschließende verkürzte Nacht (fünf Stunden) zum endgültigen »Umschlag« gekommen ist.

In der Anfangszeit einer melancholischen Phase kann man mit Schlafentzug noch gut einen Umschwung erreichen. Die durchwachten Nächte zeigten gute Erfolge. Es wurde bei mir fast immer der Normalzustand erreicht. Weiterhin bin ich überzeugt, daß beim »Ausbrennen« (gegen Ende einer depressiven Phase) durch Schlafentzug in einer

Nacht der ersehnte Umschwung in die Normalität erreicht werden kann.

Ein allgemein gültiges »Patentrezept« habe ich nicht gefunden.

Die folgenden Diagramme aus meinem Kalender zeigen Ihnen jedoch, wie die Durchführung der Nächte in einer recht langen depressiven Phase 1991/1992 zum Durchhalten oder auch zum Erfolg führten. Die Aufzeichnungen wurden niemals im voraus, sondern ein bis zwei Wochen später nachgetragen.

Aus den Serien der durchwachten Nächte können Sie erkennen, wie Erfolg oder Mißerfolg schon allein durch die Begrenztheit der physischen Kräfte vorgegeben sind, – genauso wie auch ein Erfolg fast erzwungen werden kann, wenn man den nächsten Tag unbedingt fit sein muß.

In dieser depressiven Phase habe ich auch zahlreiche Experimente mit halben Nächten und mit zeitlichen Verschiebungen durchgeführt.

In diesem Zeitraum findet sich sicher auch die größte Zahl der durchwachten Nächte der vergangenen fünfzehn Jahre. Sie können und sollten das ganz sicher nicht für sich so übernehmen.

Ich möchte aber hier noch einmal das Wesentliche herausstellen:

1. Wählen Sie den Tag, den Sie unbedingt brauchen (d.h. an dem Sie gesund sein müssen oder wol-

len). Bei mir war es häufig die Nacht von Sonntag auf Montag, um am Montag »fit« zu sein.
2. Bei total durchwachten Nächten sollte danach nach Möglichkeit zwei bis drei Nächte geschlafen werden (können).
3. Halb durchwachte Nächte in Serie jeden Abend, auch mit Verschiebungen, zeigen nach der dritten bis fünften Nacht keine günstige Wirkung mehr.
4. Kombinationen aus ganz oder halb durchwachten Nächten (s. 25.–30. März) zeigten bei mir den besten Erfolg.
5. Auch der Rhythmus »durchwachte Nacht / geschlafene Nacht« kann wohl aus physischen Gründen höchstens eine Woche durchgehalten werden.

Die Abbildungen auf den beiden Folgeseiten zeigen meine Nächte mit Schlafentzug vom Dezember 1991 bis 28. Juli 1992 (60 ganze durchwachte, 28 halb durchwachte Nächte).

X = ganz durchwachte Nacht
H = halb durchwachte Nacht
+ = erfolgreich (Tag danach o. k.)
(+) = geringe Besserungen
O = aufgegeben / eingeschlafen

Dezember 1991

Woche

1	So	1. Advent
2	Mo	49
3	Di	
4	Mi	
5	Do	
6	Fr ●	
7	Sa	
8	So	2. Advent · Mariä Empfängnis
9	Mo	50
10	Di	
11	Mi	
12	Do	
13	Fr ✗	
14	Sa ☽ ✝	
15	So	3. Advent
16	Mo	51
17	✗	
18	Mi ✝	
19	Do	
20	Fr ✗	
21	Sa ○ ✝	
22	So	4. Advent · Winteranfang
23	Mo	52
24	✗	
25	Mi	1. Weihnachtstag
26	Do	2. Weihnachtstag
27	Fr	
28	Sa ☾	
29	So	
30	Mo ✗	1
31	Di	Silvester ✝

20 Arbeitstage

Januar

1	Mi	Neujahr
2	Do ✗	
3	Fr ✝	
4	Sa	
5	So ✗	
6	Mo	Heilige Drei Könige¹
7	Di	
8	Mi	
9	Do ✗	
10	Fr (✝)	
11	Sa	
12	So	
13	Mo ✗	
14	Di ✝	
15	Mi	
16	Do	
17	Fr	
18	Sa	
19	So ✗	
20	Mo ✝	
21	Di	
22	Mi	
23	Do ✗	
24	Fr ☽ ✝	
25	Sa ○	
26	So ✗	
27	Mo ✝	
28	Di	
29	Mi	
30	Do ✗	
31	Fr ✝	

¹ Teilweise Feiertag in Ö, gesetzlicher Feiertag in CH

Februar

1	Sa	
2	So ✗	
3	Mo ● ✝	
4	Di	
5	Mi	
6	Do ✗	
7	Fr ✝	
8	Sa	
9	So ✗	
10	Mo ✝	
11	Di ☽	
12	Mi ✗	
13	Do ✝	
14	Fr	Valentinstag
15	Sa	
16	So ✗	
17	Mo ✝	
18	Di ○	
19	Mi ✗	
20	Do ✝	
21	Fr	
22	Sa ✗	
23	So ✝	
24	Mo	
25	Di ✗	
26	Mi ✝	
27	Do	
28	Fr ✗	
29	Sa ✝	

März

1	So ✗	
2	Mo ✗ ✝	
3	Di	Rosenmontag
4	Mi	Fastnacht
5	Do	Aschermittwoch ●
6	Fr ✝	
7	Sa	
8	So ✗	
9	Mo ✝	
10	Di	
11	Mi ✗	
12	Do ☽ ✝	
13	Fr ✗	
14	Sa ✝	
15	So ✗	
16	Mo ✝	
17	Di ✗	
18	Mi ○ ✝	
19	Do ✗	
20	Fr	Frühlingsanfang
21	Sa	
22	So ✗	
23	Mo ✝	
24	Di	
25	Mi ✗	
26	Do ✗	
27	Fr ✝	
28	Sa ✗	
29	So	Beginn der Sommerzeit
30	Mo (✝)	
31	Di	

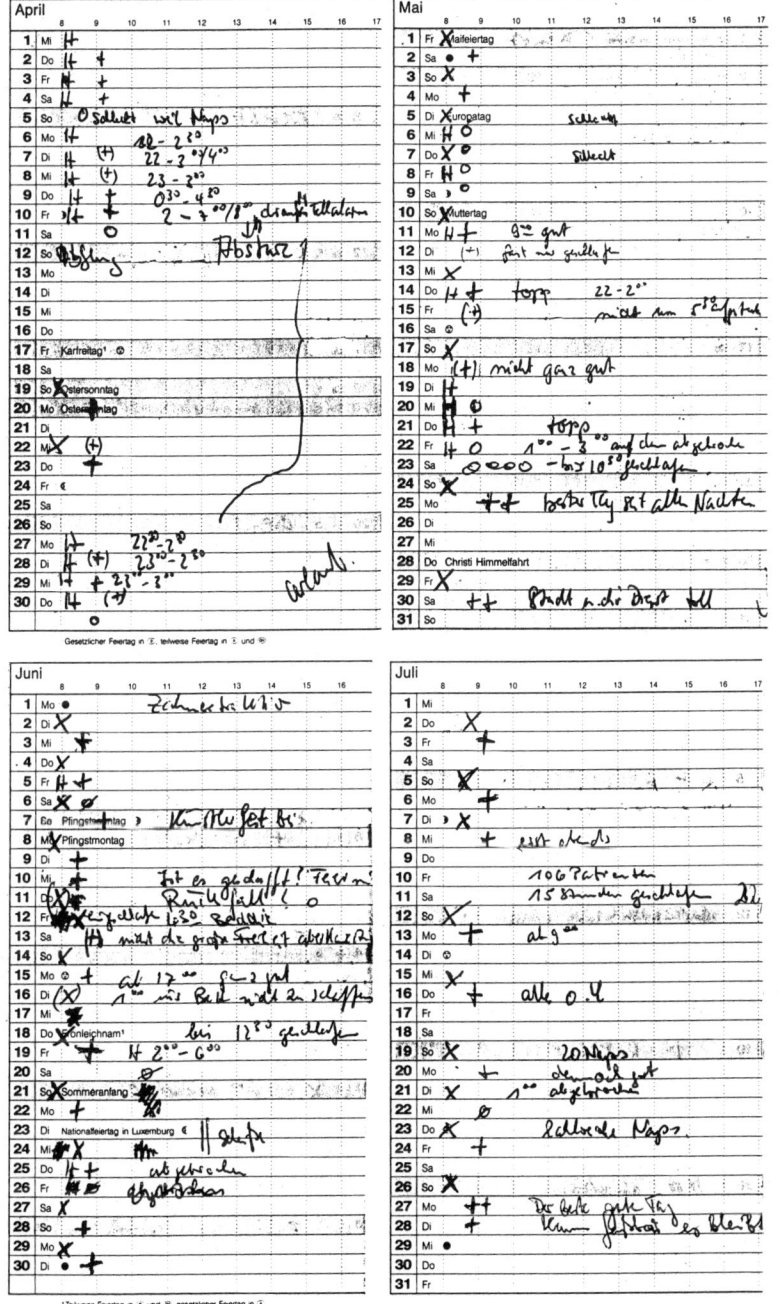

6 Der Schlafentzug mißglückt

- *Die Nacht war völlig für die Katz. Ich habe sie nicht sauber durchgestanden.*

- *Was ich befürchtet habe, ist eingetreten. Bei den letzten zwei Nächten fehlte der Durchbruch, und auch jetzt stehe ich höchstens davor.*

- *Aber selbst wenn der Durchbruch nicht vollständig gelingt, so verschwinden doch Panik, Scheu, Hemmungen und Insuffizienzgefühle.*

Eigentlich gibt es überhaupt keinen mißglückten Schlafentzug, wenn Sie selbst entscheiden und rechtzeitig erkennen, was für Sie gut ist. Sollten Sie während der Nacht des Schlafentzugs wiederholt kurze Zeit ermüden, gehen Sie am besten schlafen und versuchen Sie, an einem anderen Abend gegen die Depression mit Schlafentzug anzugehen.

Was ist eine kurze Zeit? Nach meiner Erfahrung

mit mißglückten Nächten würde ich von zehn Minuten ausgehen. Noch wesentlicher ist jedoch, wie groß durch das Einnicken die Müdigkeit geworden ist und wieviel Kraft man sich selbst zutraut, um weiterzumachen. Sicher ist auch wichtig, um welche Uhrzeit das Einnicken auftritt. Kommt es schon um 23.00 Uhr zu »Pannen«, dann ist diese Nacht nicht geeignet, dagegen anzugehen.

Sollten Sie feststellen, daß Sie kurzzeitig eingeschlafen sind und dies über zehn Minuten, brechen Sie den Schlafentzug an diesem Abend ab. Zwingen Sie sich keinesfalls, den Schlafentzug durchzuführen! Er muß vollständig freiwillig geschehen, wenngleich große Energien erforderlich sind, und Sie sollten in einigermaßen guter physischer Verfassung sein. Ich habe die Erfahrung gemacht, daß die psychische Verfassung nicht ausschlaggebend ist. Man kann einen »Aufwind« ausnutzen oder auch in tiefer Niedergeschlagenheit im Schlafentzug noch einen Strohhalm ergreifen.

Um alle Gefahren für Sie persönlich und beruflich zu vermeiden, testen Sie sich und führen Sie den Schlafentzug erst einmal zum Wochenende hin durch. Bis ca. 2.00 Uhr können Sie ganz sicher noch den Versuch abbrechen, ohne am nächsten Tag in einem schlechteren physischen Zustand als bisher zu sein. Dies ist kein Versagen, sondern eine vernünftige Entscheidung. Schwierig ist es, wenn Sie in den Morgenstunden einnicken. Auch dann rate ich, schlafenzugehen und gegebenenfalls bis mittags zu schlafen, um dann sofort erneut einen Schlafentzug zu versuchen.

Ich habe niemals feststellen müssen, daß nach Schlafentzug, auch wenn er aufgegeben wurde, der folgende Tag schlechter als alle vorangegangenen Tage der Niedergeschlagenheit war.

In den Tagen, Wochen, Monaten einer melancholischen Phase hängt der Erfolg des Schlafentzugs sicher auch von Ihrer augenblicklichen Verfassung ab. Obgleich ich aus eigener Erfahrung weiß, wie schwach die eigene Entscheidungsfähigkeit ist, halte ich es für entscheidend, die Nacht des Schlafentzugs selbst zu bestimmen. Der Erfolg wird sicher geringer sein, wenn Ihnen der Tag vorgegeben wird. Fremdbestimmung ist ein krankmachendes Element bei Melancholie. Der Mißerfolg ist geradezu vorbestimmt.

Ich selbst hatte zwischenzeitlich das Gefühl, Schlafentzug helfe überhaupt nicht mehr. Ich habe daraufhin mir selbst den Schlafentzug »verboten«, jedoch nach zwei, drei oder vier Wochen wieder Nächte eingesetzt und dann bei Erfolgen wieder »Licht« gesehen.

Natürlich ist es auch denkbar, daß die »Therapie Schlafentzug« bei Ihnen überhaupt nicht anspricht. Auch ist es vorstellbar, daß Sie nur Teilerfolge haben. Grundsätzlich habe ich jedoch festgestellt, daß das Durchführen einer solchen Maßnahme spannend werden kann, war doch für Sie in der Melancholie alles eintönig.

Allein durch diese Maßnahme setzen Sie dem Vegetieren und dem Gleichmaß etwas entgegen.

7 Meine Welt an grauen und gelebten Tagen

Melancholie, Schlafentzug, Liebe und Familie

- *So vieles in der Familie ist mir entglitten, und häufig fühle ich mich wie das fünfte Rad am Wagen.*

- *Ich muß und werde durchhalten für die Kinder, für Verena, ja, und auch für mich. Ich bin hundemüde, aber mal wieder frei.*

- *Ich habe es geschafft. Ich darf nie mehr zweifeln, daß es immer zu schaffen ist. Vielleicht und für immer. Das Vertrauen, daß es bleibt, ist jetzt da.*

Die Traurigkeit und die Sinnlosigkeit in dieser Erkrankung erfaßte bald meine ganze Familie. Es gab keine Planung, es gab keine Zukunft. Wie ein Sog wirkte die Melancholie auf alle Familienmitglieder und verdammte alle zur Lethargie. Auch meine

Bitte »Lebt euer Leben« kam nicht an. »Wenn Papa sich wohlfühlt, können wir am Sonntag...«, »Wir kommen, wenn...«. Ständig war ich in die Pflicht genommen – bei Zu- wie auch bei Absagen.

»Laßt mich doch einfach in Frieden!« – »Wir wollen machen, was du willst!« Das war es ja gerade eben: Ich wollte nichts mehr! – »Klappe zu.« – Abtauchen, verstecken, schlafen, am liebsten nicht mehr aufwachen, das war meine Welt. Verständnis war nur ärgerlich. Fürsorge war erdrückend. Mitleid erzeugte Wut bei mir. Die Frage: »Wie geht es?« stellte ich selbst zu oft. – »Laßt mich hier liegen, amüsiert euch!« Durch solche Äußerungen habe ich allen und nicht zuletzt mir jegliche Freude genommen.

Familienfeiern wurden teilweise von mir ertragen, teilweise gemieden. Auch andere Krankheiten wurden vorgeschoben.

Wenn Sie sich nicht wohl fühlen, finden Ihre Mitmenschen Krankheiten für Sie. So schnell können Sie überhaupt keine Diagnose entwickeln, wie andere Sie schon in eine Schublade gesteckt haben: z. B. »Virusinfekt nach Auslandsreise«, »Magengeschwür«, »Herzschmerzen«. Jeder hat irgendeine Krankheit für Sie bereit. Die Melancholie ist unbegreiflich und wird ausgegrenzt.

Ausgrenzung kannte ich in gesunden Tagen noch nicht einmal als Wort. Der Melancholische steht im Abseits, auch wenn er bei einer Feier dabei ist. Man scheut sich, ihn anzusprechen. Es besteht die Unsicherheit, ob er überhaupt sprechen will, Unsicherheit, wie man ihm etwas recht machen kann.

Aber auch durch Nichtstun, das Unterlassen von Kommunikation, gerät der Melancholische ins Abseits. Vielleicht spielt dabei auch die Angst mit, irgend etwas könnte von der Krankheit »überspringen«. Aussatz?

In dieser Ausgrenzung wird der Kranke noch einsamer.

Ein natürlicher, ungezwungener Umgang miteinander wird unmöglich. Es kommt zu keinen gemeinsamen Entscheidungen, da offenbar auch kein Wille und kein Wunsch des Kranken existiert.

Liebte ich meine Frau, meine Kinder noch? – Das läßt sich heute kaum beantworten. Dieser total stumpfe Zustand stellte jegliche Gefühle in Frage.

Gibt es in der Melancholie überhaupt Gefühle? Man erlebt sich eher ausschließlich als Egoist. Die Zusammengehörigkeit war da und auch sehr viel Hilflosigkeit meinerseits. Ich erlebte eine Art erzwungener Abhängigkeit. Aber Abhängigkeit führte eher zu Haß und Wut sowie dem Schrei nach Befreiungsschlägen. Ich konnte meinen Zustand nicht erklären. Er war mir selbst fremd. Er war einfach unbegründet und unverschuldet da, so wie man auch Angst nur schwer begründen kann. Unsere Jugend nennt dies »Null Bock auf alles«.

Liebe gab es in der Melancholie für mich nicht. Es gab eine Art Zuneigung, Sorgfalt im Umgang mit anderen. Fast ein Übermaß an Rücksichtnahme! Dies war aber eher Angst, sonst auf Kritik stoßen zu können. Es war das Bemühen, Konflikte zu vermeiden. Ich möchte es »Pseudoharmonie« nennen, die mich eher noch tiefer in mein Loch zog. Man findet für alles Einigung. Da kein Wille vorliegt, kommt es zu keinerlei Auseinandersetzung.

Alles ist recht und gut, wie es der andere will oder auch plötzlich nicht mehr will. Die Harmonie wird dadurch erreicht, daß einer sich einfach nur anpaßt, und es ist deshalb eine Pseudoharmonie.

Schlafentzug war für mich Befreiung! »Können wir das nicht morgen besprechen? Wenn es mir morgen wieder gut geht, fahre ich mit.« So wurde manchmal schon der zu erwartende »gute Tag« geplant.

Aber was sollte man tun, wenn zwei Tage hintereinander lagen, an denen damit gerechnet wurde, daß man gesund war, zumindest gesund spielte.

Viele Jahre habe ich in der Nacht vom 23./24. Dezember Schlafentzug praktiziert, um dabei zu sein, bei meinen Lieben zu sein. Aber was tat ich, wenn dann am 25. Dezember die ganze Verwandtschaft eingeladen war und ich auch an diesem ersten Weihnachtstag so tun mußte, als wenn mit mir alles in Ordnung wäre?

Prioritäten waren gefordert, Entscheidungen und

Planungen für ein »Nächte-Management« standen an, und eigentlich wollte ich nur meine Ruhe haben! In der Melancholie gibt es keine Wichtigkeiten. Alles ist unnötig oder banal und erscheint als Nichtigkeit.

Und dennoch, die Nächte und die Tage danach haben mich gelehrt, Wichtiges auszuwählen, Entscheidungen zu treffen, ja letztendlich mit verbliebener Zeit sparsam umzugehen.

Wenn ich dann nach durchwachter Nacht aus der Dunkelheit kam, wieder Kraft, Gefühle und Ideen hatte, suchte ich nach »echter« Harmonie. Oft fehlte es dann an Zeit oder Übereinstimmung. Harmonie kann nicht erzwungen werden.

Wer konnte denn auch so schnell begreifen, daß ich »zurückgekehrt« war? Wer konnte verstehen, daß ich über Nacht wieder gesund wurde? Wer konnte nachvollziehen, was dies für mich bedeutete? Wer spürte meine Angst, daß ich nach einem Tag wieder alles verlieren könnte?

Auf der Suche nach der Ursache meiner »periodischen Niedergeschlagenheit« wurde meinerseits auch meine Ehe in Frage gestellt. Nichts gab mehr einen Halt. Die Auseinandersetzung mit der Frage, ob meine Melancholie etwas mit meiner Partnerin zu tun hat, ist bis heute nicht zu Ende geführt. Die Trennung von der Familie war eine Idee, die alleine wegen der Kraftlosigkeit und der Unselbständigkeit nicht durchgeführt werden konnte.

Hierzu auch die Gedanken meiner Frau Verena Müller:

Es entspräche nicht der Realität, würde ich nicht auch jene Tage erwähnen, an denen Peter gereizt ist, kritisch und voller Vorwürfe.

Depression – Schlafentzug! Gestern ohne Richtung, anlehnungsbedürftig, schweigsam, rücksichtsvoll – heute bestimmend, selbstsicher, ungeduldig. Auftauchen – untertauchen. Ein kurzes Feuer, dann wieder Dunkel.

Verantwortung für kurze Zeit aufnehmen und wieder abwerfen. Heiß – kalt. Es kostet Kraft, mich jeweils umzustellen. Manöverkritik ertrage ich jetzt nicht. Gewiß, ich habe Fehler gemacht in der Zeit, als Peter von heute auf morgen keine Verantwortung mehr für Familie, Haus und Praxis tragen konnte. Ich habe nach bestem Wissen und Gewissen gehandelt, und oft war mir die Last zu schwer geworden.

Manchmal auch Peters versteckter Vorwurf, seine Depression habe möglicherweise etwas mit unserer Partnerschaft zu tun.

Einige meiner Eigenschaften: Ängstlichkeit, zuweilen Unsicherheit, Zögern, Abwarten sind Elemente seiner Depression und damit negativ besetzt. Er kann nicht damit umgehen. Das bringt Spannungen.

Können diese Wesenszüge seine Depressionen

auslösen? Habe ich tatsächlich Mitschuld – unbewußt, ungewollt?

Diese Frage hat mich manchmal gequält. Gute Freunde, die uns auch in der schweren Zeit begleiteten, verneinen sie.

Seit 15 Jahren wurde Peter mit immer kürzeren Intervallen und länger andauernden Phasen von Depressionen heimgesucht. Mit dem jeweiligen Ausbruch der Depression, der uns immer wieder jäh traf, begann auch die Phase der Isolation unserer Familie. Ihr Ende war naturgemäß nie abzusehen, und ihre Härte konnte erst durch Peters Schlafentzüge gemildert werden.

Unsere engsten Verwandten und Freunde wußte ich innerlich verbunden mit unserem Leid. Gespräche waren Brücken, ich brauchte sie zum Überleben. Lose und oberflächliche Kontakte zu Bekannten mied ich. Durch Fragen in die Enge getrieben, taktierte ich mit Notlügen, ausweichenden Antworten – verbunden mit einem schlechten Gewissen. Doch auch hierin gewann ich mit den Jahren an Sicherheit, konnte den Druck abbauen, irgend jemandem Rechenschaft ablegen zu müssen.

Natürlich versuchten auch andere, mir nahestehende Menschen, mich zu begleiten. Hier ein Text eines Verwandten, wie er meine Melancholie und auch meine Erfolge mit Schlafentzug sah.

V. R.: Niemals die Hoffnung aufgeben!

Für uns gesunde Menschen ist es äußerst schwierig zu verstehen, daß gerade der Entzug von Schlaf einem von Depressionen Geplagten gut tun soll, ihm sogar helfen kann, aus der Depression herauszukommen. Denn für uns ist ja gerade der Schlaf notwendig zur Erholung, damit wir uns den Aufgaben des Lebens wieder stellen können.

Inzwischen habe ich mich jedoch davon überzeugen lassen, daß Schlafentzug tatsächlich erfolgreich sein kann. Besonders wichtig ist für die Betroffenen nämlich schon der nächste Tag nach dem Schlafentzug.

Aus nächster Nähe habe ich es einmal miterlebt, daß es Peter nach einer durchwachten Nacht plötzlich sehr gut ging, er sich zwar müde, aber »gesund« müde fühlte, und daß er, wie er selbst an diesem Tag immer wieder sagte, »wieder da« war. Er war selbst sehr überrascht, daß dies möglich war und konnte gar nicht glauben, daß er wochen bzw. monatelang im »schwarzen Loch« gesessen hatte. Er hörte die Vögel zwitschern, sah die Sonne, war wieder ansprechbar und reaktionsfähig und machte sofort Pläne für diesen »guten Tag«.

Allerdings merkte ich auch Zweifel an seiner Haltung, – Zweifel und Angst, ob alles nun so bleiben oder er doch plötzlich wieder »ins Loch« fallen werde. Diese Zweifel und Befürchtungen ließen ihn ein Nachholbedürfnis entwickeln, das kaum zu bremsen war. Ganze Bäume hätte er ausreißen können, denn er hatte, wie er selbst meinte, so viel Zeit mit »nichts« vertan.

Je länger die »gute« Phase jedoch anhielt, desto weniger glaubte er, daß es je eine »böse« Zeit gegeben hatte; anfangs wollte er seine Depressionen gar nicht als solche anerkennen.

Leider tritt nicht unbedingt nach jedem Schlafentzug eine Besserung ein. Entsetzlich ist dann nach dem nächsten Schlaf die Erkenntnis der anhaltenden Depression auch für die Nahestehenden. Peter jedoch, der sich inzwischen scheinbar in sein Los gefügt hatte, äußerte in solchen Situationen immer nur den Wunsch, so bald wie möglich wieder einen neuen Schlafentzug zu versuchen, da es ihm ja schon einmal gelungen sei, auf diese Weise aus einer Depression herauszukommen.

Besonders wichtig ist es für die Nahestehenden, niemals die Hoffnung aufzugeben, daß eine Besserung kommen wird, aber gleichzeitig den Betroffenen nicht zu bedrängen, gesund werden zu müssen. Nur die Zeit wird heilen, und Liebe, Geduld und Toleranz sind für den Betroffenen sehr wohltuend und wirken genesend.

Jedoch auch vor Streit und Konflikten mit dem Betroffenen will ich Sie warnen, denn diese bleiben nicht aus. Sie sind, so lehrte mich eigene Erfahrung, nur mit viel Liebe und Vernunft zu schlichten. Kurz vor einer Depression ist der Betroffene manchmal geneigt, bösen Worten freien Lauf zu lassen und Gemeinheiten gerade sehr Nahestehenden gegenüber zu äußern. Dabei ist er sich allerdings oft der Tragweite seiner Beschimpfungen gar nicht bewußt.

Wir, die nächsten Mitmenschen, sind zunächst perplex über dieses Verhalten, reagieren entsetzt und wissen nicht, wohin mit unserer verständlichen Verletzung und Wut. Ein Teil kann sicher dieser Krankheit zugeschrieben werden, der andere Teil sollte jedoch, so meine ich, in »besseren« Zeiten »aufgearbeitet« werden. Der Betroffene kann und wird dann einsehen, was er »angerichtet« hat, und außerdem wird damit die Beziehung zueinander gestärkt, was sicher wichtig für die Bewältigung einer weiteren Depression ist.

Sowohl der Betroffene wie auch die Nahestehenden müssen lernen, diese Krankheit zu akzeptieren und mit den eigenen Kräften sparsam umzugehen. Alle müssen versuchen, in »guten« Zeiten keinen Raubbau an sich selbst zu treiben, so daß man in schlechten Zeiten noch von Reserven zehren kann. So schwer es sein mag, probieren Sie es und denken Sie bei aller Sorge um den Betroffenen auch an sich selbst, denn es nützt dem Betroffenen am allerwenigsten, wenn Sie sich mit in das »Loch« ziehen lassen.

Melancholie, Schlafentzug und Beruf

- *Wann endlich hört die Beobachtung auf? Dann auch ist Arbeit nicht mehr beängstigend, sondern interessant. Werde ich jemals wieder völlig normal leben?*

- *Die Praxis ist mein Werk, und ich muß bald wieder alle Energie reinlegen. Jetzt spüre ich die Kraft wieder. Heute könnte ich alles, was ich mir früher zugetraut habe, auch wieder operieren.*

- *Jetzt habe ich keinerlei Insuffizienzgefühle mehr. Auch bin ich ganz klar in meinen Überlegungen. Verzweiflung ist nicht mehr vorhanden. Ich friere und bin noch sehr müde. Aber alle Zukunftsperspektiven sind wieder da.*

Mit dem Beginn der Melancholie gewannen Entscheidungsunfähigkeit, Insuffizienzgefühle, Verlangsamung, Müdigkeit und Angst die Oberhand. Dies alles wurde von mir als »Faulheit« erlebt.

Dies waren keine Qualitäten, um verantwortlich arbeiten zu können. So drängte sich ständig der Wunsch auf, alles zu beenden, einfach den Krankenstand zu bejahen, die Arbeit hinzulegen und mich in Behandlung zu begeben.

Ein Rest an Verantwortung, Pflichtgefühl und die Angst, beim Aufgeben ganz unterzugehen, gaben oft Wochen oder Monate die Kraft, die Fassade zu wahren. Die Routine jahrelanger Tätigkeit und die Monotonie vieler Arbeiten halfen ein Stück weiter. Die gewonnenen Tage nach dem Schlafentzug waren Inseln, von denen aus ich Entscheidungen treffen konnte. Dank dieser Tage konnte ich neue Ziele festlegen, größeren Schaden abwenden und beruflich zunächst zeitweise Schritt halten.

Schwierig war es für die Kollegen, später für die Angestellten, sich auf meine guten Tage richtig einzustellen. Plötzlich zeigte ich als Chef wieder Autorität. Es gab wieder Kritik, aber auch Lob.

Mein kleines »tolles Team« in der Praxis ertrug mich und die Situation. Nur so war es mir möglich, auch in schwarzen Tagen und Wochen verantwortlich weiterzuarbeiten.

Entscheidungen, die ich in den Nächten oder am Tag danach traf, mußten auch gleich umgesetzt werden! Wußte ich doch nicht, wie es weitergehen würde. War dies der letzte Schlafentzug? Bin ich wirklich frei und »draußen«? Es gab keine Zukunft, sondern es war ein Leben für den Augenblick, ein Leben an diesem einen Tag. Jetzt hatte ich die Kraft und die Entschlossenheit, die in klaren Stunden getroffenen Entscheidungen auch umzusetzen.

Der Rest noch bestehender Verantwortung, die fast als Banalität erscheinende Verpflichtung, die Arbeitsplätze zu erhalten, gab mir oft Kraft weiterzuarbeiten.

Die Tatsache, mit einer durchwachten Nacht wieder vieles regeln zu können, stellte für mich den Anschluß zu gesunden Tagen wieder her.

Die Tage nach durchwachter Nacht arbeitete ich gern, spürte meine Verantwortung und erlebte Eigeninitiative. Probleme konnte ich aufarbeiten und neue Ziele setzen.

Die Gedanken waren auf die Zukunft gerichtet.

Aber es gab auch noch gerade in Übergangszeiten – den Nächten – die Auseinandersetzung mit Inhalten der Gedanken aus grauen/schwarzen Tagen:

- *Alles ist zu schwer. Ich bin zu unbegabt und nicht fähig, diese Arbeiten zu verrichten.*

In den Nächten habe ich gelegentlich versucht, aufzulisten, was mir eigentlich das Leben so schwer machte:

- *– Gefühl von Ausbildungsdefiziten*
  – Unsicherheit in Entscheidungen
  – Vergeßlichkeit
  – Kontaktunfähigkeit
  – Interessenlosigkeit, »Nichts ist wichtig«
  – Verlust jeglicher Emotionen
  – Verlust von Simultankapazität (»Schön alles nacheinander«)
  – Ständig der Versuch, Ordnung und damit vermeintliche Übersicht herzustellen

- *Angst vor der Zukunft*
- *Unbeweglichkeit*
- *Insuffizienz*
- *Fehlen von Ideen und Phantasie*
- *Zwanghaftes Arbeiten*
- *Ständiges Fragen nach dem Sinn jeglicher Arbeit*

Während und nach einer durchwachten Nacht waren die Gefühle plötzlich nicht mehr vorhanden. Es gab nur wenige rational-begründbare Defizite.

Von einem Berufswechsel war nicht mehr die Rede. Im Vordergrund stand die Tatsache, daß Insuffizienzgefühle und Selbstbeobachtung keinen Platz mehr einnahmen.

Am Tag nach einer durchwachten Nacht war alles wieder klar. Ich fand wieder die Identifikation mit meinem Beruf als Arzt. Alles konnte und mußte weitergehen, wenngleich andere Wertigkeiten gefunden und gelebt werden mußten.

Als ich noch angestellter Arzt war, suchte ich in meinen Vorgesetzten die Ursache für meine Hilflosigkeit, meine Insuffizienzgefühle und meine Unzufriedenheit.

Zahlreiche Stellenwechsel brachten mir immer wieder neuen Antrieb, aber ich fand keine Lösung des Problems. Auch meine Selbständigkeit vermittelte nur kurzfristig die Hoffnung, alles »hinter mir zu haben«. Viel habe ich damit meiner Umwelt zugemutet. Manchmal habe ich es aufgegeben, die Ursachen zu suchen und habe auch mit Schuldzuweisungen aufgehört. – Jetzt versuche ich die Zeiten zwischen melancholischen Phasen zu nutzen, um Phasen der Sinnlosigkeit besser zu überleben.

Melancholie, Schlafentzug und Freunde

Außer meiner Frau und den Kindern ist keiner diesen langen steinigen Weg der letzten fünfzehn Jahre, der zeitweisen Finsternis, mit mir gegangen.

Noch 1980 hatten wir viele Bekannte und sicher auch sehr »viele Freunde«. Zu viele? Wir fuhren mit zwei Freunden und deren Frauen zum Skilaufen. Ich hatte den Kurzurlaub organisiert. Ungefähr drei Wochen vorher trat meine Krankheit erstmals auf. Mir fehlte jegliches Interesse. Müdigkeit, Verlangsamung und Suizidgedanken entfernten mich von allen. Ich machte gerade noch so mit. Ich blieb auch einen Tag im Bett liegen, saß Stunden am Fenster im dritten Stock des Hotels, bereit zum Sprung, bereit, alles zu beenden, dann aber wieder unfähig, mich zu bewegen.

Keiner erkannte die Gefahr. Keiner fühlte meine Hilflosigkeit, meine Einsamkeit, meine Sehnsucht zu sterben, meine Verzweiflung. »Trink was, iß was. Die Sonne scheint. Der Pulverschnee ist bestens. Laß dich nicht so hängen.« Das waren Aufforderungen, die nicht an mich herankamen, sondern mich noch einsamer machten.

Grundlose Traurigkeit kann auch von einem Freund nicht begriffen werden. Ich wußte, daß Selbstanklage unbegründet war. Ich sah und spürte alle Versuche, mir zu helfen und erlebte mich eher doppelt undankbar. Die Folge war der Rückzug von diesem traurigen, leblosen, melancholischen Menschen. War es Angst, in den Sog zu geraten, Hilflosigkeit oder einfach Rücksichtnahme? Die Kontakte wurden immer seltener. Wie bei einem Unfallverletzten oder Krebskranken wurden die Abstände der Besuche immer größer.

An den Tagen nach den durchwachten Nächten nahm ich selbst wieder Kontakt auf! Erkannte Schwierigkeiten und Nöte von anderen, kümmerte mich wieder um die Probleme der Freunde, gerade für einen Tag, dann »tauchte« ich wieder »ab« – wurde hinabgezogen in mein Loch. Es gab leider kaum noch feste Kontakte.

Oft hatte man mit mir nicht gerechnet. Plötzlich war ich wieder da, um mitzureden, mitzuentscheiden. »Bist du auch morgen noch da?« Meine Zuverlässigkeit war nicht mehr gegeben! Strohfeuer? Sprüche für einen Tag?

Zu oft hatten Freunde den Kontakt zu mir gesucht. Oft winkte ich ab. »Nur heute nicht! Ich melde mich! Ich bin zu schwach, zu müde.«

Geduld mit mir und meiner Krankheit erhoffte ich. Aber ich glaube, ich habe damit alle überfordert. Viele hätten mich vielleicht gerade zu einer bestimmten Zeit gebraucht, aber ich war hilflos. Manche erhofften sich Hilfestellung, einen Rat oder gemeinsame Freizeitgestaltung. Aber ich war tot, ich war für niemanden ein Partner.

Oft habe ich meine Freunde vor den Kopf gestoßen. Wird hier Verständnis überfordert? Kann Unbegreifliches stillschweigend angenommen werden?

Es blieben zwei Freunde für mich, vielleicht auch ich für sie. Hier fand ich für mich in guten und schlechten Tagen den richtigen Abstand oder auch die richtige Nähe. Hier fand ich, was für mich Freundschaft bedeutet und auch in dunkelsten Zeiten noch Gültigkeit hat.

Ich nenne den meinen Freund
– der Zeit hat, wenn ich ihn brauche,
– der aber auch nicht gekränkt ist, wenn ich allein sein will,
– der mir hilft und rät in den Stunden der Hilflosigkeit und Ratlosigkeit,
– der mich anfeuert, wenn ich erlahme,
– der mich zurückhält, wenn ich durchgehen will,
– der zu mir hält, wenn sich alle anderen von mir abwenden,

– der mich noch zu verstehen versucht, wo ich aufgehört habe, mich selbst zu verstehen.
(zitiert nach Sigrid Boldt: Liebst Du mich? Verlag ars sacra – Joseph Müller, München 1967)

Zwei Freunde haben auf meine Bitte die folgenden Beiträge für dieses Buch verfaßt. Ihre Gedanken stehen für viele Menschen, die meine Frau und mich die letzten harten Jahre begleiteten.

K. R.: *Ein Leben in Dunkelheit*

Ein Anruf von Frau Müller, ihr Mann sei wieder in das tiefe, dunkle Loch gefallen, schreckt mich auf, und eine große Angst, dieser Gefahr hilflos ausgesetzt zu sein, überfällt mich...

Was war geschehen? Ich hatte Peter Müller einige Tage zuvor in einer Sitzung zum letztenmal gesehen.

Dabei fiel mir auf, daß er sich den ganzen Abend sehr still, niedergeschlagen, mutlos, teilnahmslos, humorlos (entgegen seinem Naturell) verhalten hatte, nach dem Motto »Laßt mich in Ruhe! Dauert das Theater noch lange?« Ich fühlte genau, daß er sehr erleichtert war, als die Sitzung zu Ende ging.

Auf meine Frage, ob es ihm nicht gut ginge, erwiderte er mir fast ängstlich, verzweifelt »Es geht...«
Er wollte in die Einsamkeit, Dunkelheit, Stille!

Eines Nachmittags (vier Tage nach der Sitzung) ruft Peter mich an, er wolle sich mit mir treffen, ob ich Zeit hätte? Spontan sage ich ja, und wir treffen uns etwa drei Stunden später. Sein Ziel ist eine sehr abgelegene Waldgaststätte, von der er vermutlich weiß, daß zum Zeitpunkt unseres Eintreffens keine bzw. kaum Gäste zu erwarten sind.

Auch will Peter unbedingt selbst mit seinem Pkw fahren. Vielleicht will er sich damit etwas beweisen.

Dort angekommen, sagt mir Peter, daß es mal wieder »soweit« sei!

Er wolle versuchen, diesmal schneller wieder »davon loszukommen«, indem er einige Zeit an einem uns beiden sehr lieb gewordenen Ort »untertauchen« werde.

Es sei aber auch durchaus möglich, daß er weiterreisen werde, und zwar in sein seit Jugendjahren »über alles geliebte Griechenland...«

Ich spüre, daß Peter den Abstand zum Alltag (Familie, Beruf, Freunde) braucht, um sich »zu suchen und zu finden...«

Was mich sehr überrascht, ist sein geradezu apathisches Verhalten, als ich ihn auf seine Einstellung zu Familie, Beruf, Glaube, Freunden und Tieren anspreche.

Auf meine Frage, ob er denn nicht wisse, was die Ursache seines Zustandes sei, sagt Peter abwesend »nein«!

Nun folgt für mich ein mehr als interessantes Gespräch: Je mehr wir in die Thematik eintauchen, desto mehr kehrt sich sein momentanes Ich nach außen. Peter formuliert suchend seine Gedanken:

»...Ich glaube, daß das Gefühlsleben eines der vielschichtigsten Phänomene des menschlichen Daseins ist. Dies äußert sich schon in einer Reihe bedeutungsähnlicher Begriffe: Gemüt, Stimmung, Emotionalität, Affektivität usw. Am besten zu beschreiben ist es jedoch mit ›zumute sein‹ oder ›Gestimmtheit‹. Und hier gibt es bereits eine Reihe von Befindensschwankungen, die noch nichts mit Störung oder gar Krankheit zu tun haben.

So kennen wir z. B. angenehme Zustandsgefühle: Wohlbehagen, Freude, Heiterkeit, Zuversicht und in deren Gefolge Kraft, Zufriedenheit, bis hin zu Überheblichkeit usw. Solche positiven Gestimmtheiten nehmen wir natürlich gerne hin.

Zumeist machen wir uns deshalb keine Gedanken darüber, daß auch der negative Pol getragen bzw. ertragen werden will, ohne gleich daraus eine beklagenswerte Krankheit zu machen. So gehören zu den unangenehmen Zustandsgefühlen:

Allgemeines Unwohlsein, Schwäche, innere Unruhe, Verzagtheit, Furcht, Verzweiflung, und in deren Gefolge Gefühle der Unfähigkeit, Verlegenheit u. a. m.

Verstimmungszustände sind sicher keine Krankheit. Als Stimmungsschwankungen gehören sie zu den normalen Hochs und Tiefs des Alltags. Zumeist sind sie auf konkrete Beeinträchtigungen, ihre seelischen und psycho-sozialen Folgen zurückzuführen.

Auch wenn sie unbewußt bleiben (ich weiß nicht, weshalb) spielen oft seelische Nöte, zwischenmenschliche Auseinandersetzungen oder auch körperliche bzw. sonstige Belastungen eine Rolle.

Das typische Krankheitszeichen könnte man als seelisch-körperliche Herabgestimmtheit mit einem generellen ›Elendigkeitsgefühl‹ bezeichnen.

Die Stimmungsschwankungen haben zugenommen. Vielleicht ist dies auch Ausdruck unserer Zeit, ihrer Schnellebigkeit und Hektik, den gestiegenen Ansprüchen (Wunschspirale). Vor allem aber wächst die Unfähigkeit, mit den natürlichen Belastungen unseres Lebens in eigener Verantwortung und Initiative fertig zu werden.

Nicht wenige Menschen leben über ihre seelischen und körperlichen Verhältnisse – Genußgifte, Überforderung, Streß, kein echter Erholungsurlaub.«

Während er diese Gedanken in Worte faßt, merke ich bei Peter »das Suchen« nach der Ursache seines Zustandes, aber auch immer mehr die Hoffnungslosigkeit, je dahinter zu kommen; und ich komme mir vor wie einer, der den verzweifelten Versuch unternimmt, einem Ertrinkenden zu helfen oder einem abgestürzten Bergsteiger die rettende Hand zu reichen.

Ich spüre eine unendliche Hilflosigkeit, Ohnmacht und die große Angst, daß Peter sich das Leben nehmen könnte.

Nach unserem Gespräch höre ich längere Zeit nichts mehr von Peter. In dieses Warten hinein kommt dann sein Anruf: »Ich bin wieder da.«

Welch ein Unterschied in Peters Stimme, zwischen dem Untertauchen und jetzt. Seine Stimme klingt beschwingt, voller Spannkraft und Zuversicht.

Einen Tag später treffen wir uns – im Schutz der Gewißheit: Alles ist überstanden. Peter ist wieder ganz der alte, sei es im familiären oder beruflichen Bereich. Er macht wieder Zukunftspläne, entwickelt Ideen und ist voller Tatendrang.

Ich habe das Gefühl, als möchte Peter die langen Wochen der Verzagtheit, Verzweiflung und Untätigkeit in wenigen Tagen wieder gut machen.

Über allem aber wird auch für die Zukunft »die menschliche Ohnmacht« – für die direkt Betroffenen, aber auch die Angehörigen und Freunde – bestehen bleiben.

Dies ist eine Tatsache, der sich alle Beteiligten immer wieder neu stellen müssen.

*D. M.: Schlafentzug war für Peter immer
das Mittel, der Depression zu entkommen*

Lustlosigkeit, Energielosigkeit, Traurigkeit, Müdigkeit – wer kennt diese Zeiten nicht, in denen man »nichts mehr hören und sehen möchte«, nichts mehr von Wichtigkeit zu sein scheint, man in der Umgangssprache »deprimiert« ist. Obwohl wir mit allerlei Informationen und Erzählungen über Depressionen, ihre unterschiedlichen Erscheinungen und Auswirkungen laienhaft vertraut waren, so hilflos standen wir dann doch in der realen Situation einem Freund gegenüber, der innerhalb kurzer Zeit zu nichts mehr animierbar war, lustlos und entsetzlich gelangweilt Gesprächen zuhörte, froh war, wenn man seine Gesellschaft nicht suchte.

Der meist temperamentvolle Freund – der jede Anregung aufgriff und umgekehrt, energiegeladen, ständig selbst Ideen entwickelte, wie man dem Normalalltag ein Schnippchen schlagen könnte – erschien uns wie ausgetauscht.

Über Wochen und Monate wünschten wir uns den »normalen« Freund zurück, um Unternehmungen zu starten oder einfach nur interessante Gespräche mit ihm haben zu können. Die Frage nach dem Warum, die Ursachensuche, war zu dieser Zeit Hauptthema unserer Gespräche. Peter als »Kranker« im Mittelpunkt der Gespräche! Wie unangenehm für ihn.

War er wirklich krank? Zweifel und Kenntnislosigkeit unsererseits, Mut machen, Vorfreude auf zukünftige gemeinsame »Normalzeiten«.

Schlafentzug war für Peter immer das Mittel, der »Depression« zu entkommen. Hoffnung, daß das nächtliche Wachsein ihn am nächsten Tag »da« sein ließe.

So versuchte er bei wichtigen bevorstehenden Terminen fit zu werden, für sich, seinen Beruf, seine Familie, seine Freunde. Man sollte etwas mit ihm anfangen können!

Gemeinsames Feiern, wenn dieser Zustand endlich wieder erreicht war.

Mit geballter Energie, wie wenn es darum ginge, nach- und vorzuholen, hält uns Peter immer in Atem.

Nun sind wir diejenigen, die müde erscheinen; Peter braucht weniger Schlaf als wir, ist fit. Mit dem Wissen um die »Gefährdung« von Peter, was »Depression« anbelangt, hat es sehr lange gedauert, bis wir uns, ohne Rücksicht auf seinen Zustand, getraut haben, frei unsere Meinung zu äußern, wenn es um Kritik an seiner Person ging.

Die auch – oder gerade – unter guten Freunden wohl notwendigen Auseinandersetzungen standen oft im Zeichen der Angst, Mitverursacher einer eventuellen Depression zu sein oder zu werden.

Über die Jahre hinweg mit Peter und seinem Charakter vertrauter geworden, ist diese Angst verlorengegangen, glauben wir, daß seine guten und schlechten Launen »normal« sind, wie bei vielen anderen Menschen auch.

Wegweiser?

Das Bedürfnis und das Bemühen, mir in meiner schweren Zeit beizustehen und Trost und Ermutigung zu vermitteln, zeigte sich in schriftlichen Aufmunterungen.

Dankbar für diese Begleitung möchte ich diese Gedanken hier gerne dokumentieren, auch wenn ich in melancholischen Phasen meist hilflos davor stand. Ideen, die mich auf steinigem Weg begleiteten, aber erst nach durchwachter Nacht Bedeutung fanden. Am Tag nach einer Nacht hatte ich wieder Kraft und auch »das geistige Werkzeug«, die Inhalte zu begreifen.

Ich möchte Ihnen vorschlagen, vielleicht in einer zu durchwachenden Nacht die folgenden Sätze zu überdenken und mit dieser Kraft in den »neuen Tag« zu gehen. Vielleicht können Sie mit einigen Gedanken etwas anfangen.

Immer wenn du meinst, es geht nicht mehr, kommt von irgendwo ein Lichtlein her. *Christian Morgenstern*

Du darfst es glauben, und du sollst es wissen, daß über dir ein guter Hirte wacht, und daß nach aller Nächte Kümmernissen die liebe Morgensonne wieder lacht. *Hans Dannenbaum*

Nie bist du ganz verloren, es wird aus dunkler Nacht ein heller Tag geboren, der neuen Mut dir macht. *Irma Dudy*

Gott gibt dir nur das zum Tragen, was du auch tragen kannst.

Man sieht nur mit dem Herzen gut. Das Wesentliche ist für die Augen unsichtbar. *Antoine de Saint-Exupéry*

Jeder ist ein Mond und hat eine dunkle Seite, die er niemandem zeigt. *K. Twani*

Ach, daß der Mensch so häufig irrt und nie weiß, was kommen wird. *Wilhelm Busch*

Die Lampe der Hoffnung brennt weiter, wir müssen ihr nur neues Öl nachgießen. *Karl Rieple*

Das ist der Gastfreundschaft tiefster Sinn, daß einer dem anderen Rast gebe auf dem Wege nach dem ewigen Zuhause. *Spruch über Gästeflügel Abtei Beuron*

Wer spricht von Siegen, überwinden ist alles. *Rainer Maria Rilke*

Niemand weiß, wie arm du bist... Deine Nachbarn haben selbst zu klagen. Und sie haben keine Zeit zu fragen, wie denn dir zumute ist. Außerdem – würdest du es ihnen sagen? *Erich Kästner*

Die das Dunkel nicht fühlen, werden sich nie nach dem Licht umsehen. *Thomas Buckle*

Hoffnungslosigkeit aber darf es nicht geben, wenn Menschen mit Menschen leben. *Karl Jaspers*

Wenn der Mensch sich etwas vornimmt, so ist ihm mehr möglich als man glaubt. *Pestalozzi*

Um sich frei zu fühlen, gibt es ein einfaches Mittel: »Nicht an der Leine zerren«. *H. Krailsheimer*

Denn dann bezwingt einer am leichtesten sein Leid, wenn er über sich selbst hinweggeht und anderen hilft. *Romano Guardini*

Die wesentlichen Dinge im Leben kommen nicht aus uns selbst, sondern auf uns zu. *Verfasser nicht bekannt*

Wo aber Gefahr ist, wächst das Rettende auch. *Hölderlin*

Fallen ist weder gefährlich noch eine Schande, aber liegenbleiben ist beides. *Konrad Adenauer*

Im Aufbruch, nicht im Ziele liegt das Glück.

Melancholie, Schlafentzug und therapeutische Begleitung

Über Ihre Entscheidung, Schlafentzug als Waffe gegen Ihre melancholischen Zustände einzusetzen, sollten Sie auch Ihre Therapeutin/Ihren Therapeuten informieren und ihren Rat hören.

Die letzte Entscheidung bleibt jedoch bei Ihnen!

Ich habe die Erfahrung gemacht: *Wenn Sie die Entscheidung aus der Hand geben, haben Sie bereits auch die Nacht und den Erfolg aus der Hand gegeben.*

Meine Bitte – und die des Verlegers – an meinen Therapeuten, aus seiner Sicht etwas über das Miteinander, das »Management der Nächte« für dieses Buch zu schreiben, blieb leider unerhört.

Über sieben Jahre, durch sechs Depressionen und nicht einfachen Monaten dazwischen hat mich S. C. begleitet. Viele Abende hat er mich getragen, oft war es der Beginn einer Nacht, die ich zum Durchwachen geplant hatte – oft war es auch nach dem Schlafentzug, an Tagen der Freiheit. Meine Frau wandte ein, mein Therapeut würde bei einem Treffen an einem guten Tag ein falsches Bild von meinem derzeitigen Zustand bekommen. An Abenden während tiefer Melancholie hatte ich selbst den Eindruck, wir kämen im Gespräch nicht weiter. S. C. meinte dann: »Sie haben ja noch die Nächte.« Die Erkenntnis, nicht wehrlos zu sein, hat mich stets weitergetragen. Neue Ideen mit »halben« Nächten und die Verschiebung der Schlafzeiten gaben erneut Hoffnung.

Ich wurde nicht bestimmt von meinem Therapeuten, aber ich war auch nicht allein. Ich wurde immer wieder erinnert an Aussagen über »gute Tage«. Ich fühlte mich wie an »langer Leine« geführt. Auch bestand seitens des Therapeuten ein Interesse, eine Neugier, ob der Schlafentzug gelungen war.

S. C. hat mich seit drei Jahren auch und immer wieder dazu motiviert, an diesem Buch weiterzuarbeiten und meine Erfahrungen für andere Kranke, Interessierte und Behandelnde aufzuschreiben. Ihm verdanke ich, daß ich durchgehalten habe an Tagen und Wochen der Niedergeschlagenheit sowie in mancher Nacht, die ich trotz fehlender Kraft durchgestanden habe.

Es gab dabei auch Abende, an denen mir mein Therapeut zu verstehen gab, daß es nicht gut sei, einen Schlafentzug »zu wagen«.

Das hörte sich dann ungefähr so an: »Meinen Sie nicht, Sie sind heute zu müde? Könnten Sie nicht auch ohne Schlafentzug morgen wieder o. k. sein?« Keinesfalls bekam ich einen klaren »Auftrag«, wann ich mal wieder »durchmachen« sollte.

Aber sah ich in meiner Niedergeschlagenheit keinen Ausweg mehr, erinnerte mich S. C. daran, wie ich selbst die Tage nach den durchwachten Nächten geschildert hatte und wie schnell ich wieder durch eine Nacht den Anschluß an gesunde Tage herstellen konnte.

So gab er mir wieder Mut und Kraft, erneut zu beweisen, wie machtlos die Depression gegen Schlafentzug ist.

Für diese einfühlsame und Mut machende Begleitung bin ich S. C. sehr dankbar.

Melancholie, Schlafentzug und Glauben

- *Was ist das Kriterium? Plötzlich beginnt die Zeit zu rasen. Ich habe erst mal alles gestoppt, was ich so schnell und Wichtiges tun wollte.*
  Das hatte ich versprochen: Zuerst ein Besuch in der Kirche, mein Dank, meine Bitten, meine Hoffnung.

- *Ich bin nicht würdig, daß du eingehst unter mein Dach, aber sprich nur ein Wort, so wird meine Seele gesund.*

Ich habe die Erfahrung gemacht, daß in Tagen »tiefster Traurigkeit« bei mir kein Glaube vorhanden war, weder an Gott noch an die Zukunft. Vielleicht war auch nur alles verschüttet. Das Beten hielt ich für ebenso wertlos wie alles übrige Tun.

Es hört sich erschreckend an, wenn ich sage, auch

mit einer Stunde Kirche ging die Zeit herum. Es kam mir vor, als hätte ich jegliche Möglichkeit verloren, gute Gedanken aus einer Predigt oder dem Evangelium aufzunehmen. Monoton stand da immer der eine Satz: »...aber sprich nur ein Wort, so wird meine Seele gesund.«

Und immer wieder gab es meine Klagen gegen erlebte Ungerechtigkeiten. Das Gefühl, mein Gott habe mich vergessen. Oder sollte ich an der Reihenfolge drehen wollen? Jetzt kommen erst die vielen unglücklichen Kinder in Sarajewo!

Häufig ein Betteln, nein, das war kein Beten mehr, sondern ein Hadern mit Gott. Aber es blieb das Gefühl der Hilflosigkeit.

Worin bestand vorher mein Glaube? Was war in der Zeit tiefster Traurigkeit geblieben? Was war zu dieser Zeit mit Glaube, Religion und Kontakt zu Gott? – Das läßt sich ja wohl nicht am regelmäßigen Kirchgang festmachen.

Seit meiner Jugend pflegte ich den Brauch, mindestens einmal im Jahr in ein Kloster zu einer Standortbestimmung zu fahren. Beuron, eine Benediktiner-Abtei im oberen Donautal, war mein Ziel. Die Atmosphäre dort regte mich immer wieder zum Beten und zur Meditation an.

Die Brüder und Patres der Benediktiner haben mir so manche Last abgenommen, und ich fand immer wieder eine Heimat. Manche Begegnung dort konnte mir weiterhelfen.

So wurden aus meinen Klosteraufenthalten mit der Zeit Wallfahrten – sozusagen als Dank nach wieder überstandener melancholischer Phase und in der Hoffnung, die Ursachen der Abstürze und die Möglichkeiten der Befreiung zu finden.

Damit wurden die Abtei und die Menschen dort, die ich hochschätzte, für mich zur rettenden Burg. Hier fragte mich keiner, hier konnte ich mich zurückziehen und in den Rhythmus der Benediktiner fallen lassen. Auch dort habe ich mit durchwachten Nächten und den Tagen danach gute Erfahrungen gemacht. Hier war der Schlafentzug auch einfacher – die Nächte waren sehr kurz, weil um fünf Uhr die Morgenhore begann. Haben diese Aufenthalte die melancholischen Phasen erleichtert oder abgekürzt? Darauf gibt es keine Antwort! Ganz sicher wurde es jedoch nicht schlechter, und latente Suizidgedanken konnten durch Aufarbeitung und durch Schlafentzug vertrieben werden.

Mein Dank gilt den Brüdern und Patres der Abtei, die mich ein Stück dieses steinigen Weges begleiteten.

In gesunden Zeiten habe ich zu Gott wieder eine Verbindung gefunden. Dennoch nagte der Vorwurf in mir, warum ich dies alles durchmachen mußte. Ich spürte dann aber auch wieder Dank, daß ich wieder normal leben konnte. Nun erscheint es mir wesentlich schlimmer, was an Greueltaten im ehemaligen Jugoslawien geschieht. In der Depression war immer das eigene »ungerechte« Schicksal im Vordergrund. Heute denke ich, warum läßt Gott es zu, daß Kleinkinder in Betonmaschinen geworfen werden. Derartige Grausamkeiten haben mit der Depression nicht nur die Sinnlosigkeit gemeinsam. Glaubensfragen finden oft keine Antwort. Das Mitwirken oder gar die Gerechtigkeit Gottes sind oft nicht zu begreifen.

Sich jedoch in der Melancholie mit derartigen Fragen auseinanderzusetzen, führt zu keinem Ergebnis. Die Verzweiflung wird eher noch größer. Warum spricht ER kein Wort? Warum hilft ER nicht aus der Dunkelheit?

Heute gibt es kein Hadern mehr mit Gott. Nun – psychisch gesund – ist es auch leichter, mit Ereignissen umzugehen, die wir Menschen uns nicht erklären können. Erst seit ich gesund bin, kann ich mich wieder mit *Dietrich Bonhoeffer* identifizieren: »Gott, ich verstehe deine Wege nicht, aber du weist den Weg für mich.«

Melancholie, Schlafentzug und wichtige Ereignisse

Ich stand oft da und konnte nicht mehr, aber nicht nur die Welt drehte sich weiter, sondern oft war es nicht erlaubt, krank zu sein. »Ein Arzt *ist* nicht krank!« ist die landläufige Meinung. Oft war es auch mir selbst unerträglich, nicht adäquat reagieren zu können.

Überdenke ich die fünfzehn Jahre, so war mir der Schlafentzug in den letzten zehn Jahren eine wertvolle Stütze, mit meiner Hilflosigkeit umzugehen.

Ich will ein paar Beispiele nennen: Während eines Klinikaufenthalts wollte ich bereits nach vierzehn Tagen wieder nach Hause. Hierfür war aber notwendig, wenigstens den Nachweis einer Besserung zu erbringen. Nach einer Nacht mit gutem Effekt konnte ich meinen Entlassungswunsch artikulieren und hatte selbst auch wieder Hoffnung, das Leben allein zu meistern. Da muß ich so gut »drauf« gewesen sein, daß die Ärztin befürchtete, ich könnte in eine Manie (Überaktivität) entgleiten, und sie stellte sofort meine Medikamente um, um mich nun »zu zähmen«. Auch meinen Hinweis auf Schlafentzug begriff sie nicht. Nach einer weiteren durchwachten Nacht erzwang ich gewissermaßen meine Entlassung nach relativ kurzer Zeit.

Der »langsame« Tod meiner Mutter auf einer Intensivstation, mein Kontakt zu ihr und mein Abschied von ihr habe ich nur mit der Kraft aus den Tagen nach einer durchwachten Nacht gemeistert. Dies betraf auch die Regelung der Erbangelegenheiten mit meinen Geschwistern.

Mancher berufliche Wechsel konnte nur mit der Kraft nach den Nächten gemeistert werden, so auch die Wahrnehmung von Vorstellungsgesprächen. Überhaupt konnte Aktivität für Zukunftsplanung nur an »gesunden Tagen« (Tagen nach durchwachten Nächten) erfolgen!

Ich wechselte häufig die Arbeitsstelle und ließ manch unglückliche Arbeitsbedingung zusammen mit meiner Melancholie zurück. Ich nannte das selbst »Aufbruch zu neuen Ufern«. So gerne ich wollte, konnte ich jedoch nach fünf Stellenwechseln in zwei Jahren nicht mehr glauben, daß mein Arbeitsplatz oder bestimmte intrigante Kollegen mir das Arbeiten schwer gemacht hatten. Und dennoch ergab sich immer wieder die Hoffnung, »zu neuen Ufern« zu gelangen.

Wie nur hätte ich so manche Operation planen und ausführen können?

Wie hätte ich manches schwierige Aufklärungsgespräch führen sollen?

Auch fand ich Mut und Kraft, erneut ein Stück Leben mitzugestalten, wenn ich wieder von meiner Arbeit etwas hielt. Wenn ich frei von trüben Gedanken war, konnte ich auf den Kummer der anderen besser eingehen. Wenn ich die Selbstbeobachtung aufgab, konnte ich wieder besser beobachten und zu Entscheidungen kommen.

Gelegentlich mußte ich personelle Entscheidungen treffen. Es war mir unmöglich, in der Melancholie eine Arzthelferin zu entlassen, auch wenn dies aus fachlichen oder wirtschaftlichen Gründen notwendig gewesen wäre.

Die durchwachten Nächte waren für all die genannten Probleme der Rettungsanker, aber leider auch nur einsetzbar, solange die physischen Kräfte dies zuließen.

Sobald für irgend etwas mehr als ein Tag oder zwei hintereinanderliegende Tage gebraucht wurden, war wieder die Hilflosigkeit da.

Der Leitsatz »Carpe diem« (»Ergreife den Tag«) führte zu einem Leben streng nach Prioritäten. Da galt es, keine Stunde zu verschwenden. Ich mußte den »gesunden« Tag nach der durchwachten Nacht nutzen.

Zusammenfassend kann ich sagen, daß es niemals nach einer durchwachten Nacht einen Tag gab, mit dem ich nicht etwas hätte anfangen können.

Es müssen also nicht unbedingt äußere Ereignisse den Zwang ausüben, eine Nacht zu durchwachen. Schon in der Freiheit der Entscheidung für den Schlafentzug liegt der Erfolg einer durchwachten Nacht.

Melancholie, Schlafentzug und Tiere

Unsere Kinder waren zu klein, um Tiere zu haben. Als ich erkrankte, waren sie zwei und sieben Jahre alt. Unsere Idee, ein Ponyfohlen zu kaufen, konnte zwischen melancholischen Phasen verwirklicht werden. Fünf Jahre später, auch in gesunden Tagen, entstand der Wunsch, ein Shetlandpony zu züchten.

Die Geburt dieses Fohlens habe ich nicht miterlebt. Ich war zu diesem Zeitpunkt wieder schwer erkrankt.

Beide Ponys begleiteten mich viele Jahre. Ich mußte mit den Tieren raus. Wir liefen durch die Weinberge und Wälder. Spazierritte für die Kinder – für mich leider oft nur Monotonie in der Melancholie.

Vor drei Jahren wurden beide Ponys im Abstand von zehn Tagen, vermutlich von mißgünstigen Menschen, vergiftet. Reglos lag ich im Bett, unfähig auch nur für ihren Abtransport zu sorgen. Ein Bekannter stand meiner Frau bei. Die Trauer der Kinder, die Hilflosigkeit der ganzen Familie brachte mich nicht zu Aktivitäten. Regungslos, gefühllos dem Schicksal ergeben, schien ich immer nur abzuwarten.

Noch als die Ponys lebten, erfüllte ich mir selbst einen Jugendtraum: ein eigenes Pferd.

Ich baute einen Stall, eroberte mein Pferd, und plötzlich kam ich aus dem Gleichgewicht durch einen erneuten, unerwarteten Absturz.

Als es mir schlecht ging, war auch mein Pferd fortwährend krank.

Die Tage nach den durchwachten Nächten vergingen mit Besuchen bei Tierärzten, Aufenthalten in Tierkliniken, Pflege meines Pferdes. Aber auf

Dauer fehlte die Kraft. Es fehlten Tage nach durchwachten Nächten. Ich willigte ein, es zu verschenken. Nun bekommt es sein Gnadenbrot auf einer Weide.

1986 bekamen die Kinder ein Ziegenböckchen geschenkt. Fünf Jahre begleitete es uns in gesunden und auch in schwarzen Tagen. Schnucki war für uns wie ein Hund. Als er starb, war ich wieder erkrankt und erlebte meine Unfähigkeit zu echter Trauer, zur Anteilnahme an dem Unglück meiner Kinder, zur Verarbeitung des Verlustes. Dennoch hatte ich die Kraft, den Ziegenbockkadaver aus dem Blickfeld der Kinder wegzuschaffen. Anstrengungen, die mir heute unbegreiflich sind.

Weitere Verluste von acht Meerschweinchen, zwei Hasen und einer Katze fielen immer in »schwarze« Zeiten und machten mir meine Unfähigkeit klar, Gefühle zu haben. Meine Frau sah es schicksalhaft, daß tote Tiere und Totenstimmung zusammenfielen. Ich sah es eher als weitere Prüfung von Gott. Wieso mußte er meine Belastbarkeit noch zusätzlich prüfen?

»Aufbruch zu neuen Ufern« hieß es immer an Tagen der Gesundheit. Meine Kinder schenkten mir eine Hündin. In den durchwachten Nächten bestand ich darauf, daß sie trotzdem neben meinem Bett schlief, während ich durch das Haus »geisterte«. Dieses »Hundeleben« wollte ich ihr nicht zumuten. Sie ist eine treue Kameradin und hat mich veranlaßt, in fast fünf Monaten Krankheit immer wieder hinaus in die Natur zu gehen. Wir haben viele lange Wanderungen zusammen durchgestanden. Meine Hündin konnte mich ohne Fragen immer wieder aufmuntern und zum Spiel verpflichten! Allerdings hatte ich auch Angst vor ihr, wenn sie zu wild war. Vorherrschend waren jedoch ein starkes Verständnis und absolutes Vertrauen. An den Tagen nach durchwachter Nacht hatten wir immer ein besonderes Programm: Einen Weg, den ich mich vorher nicht zu gehen traute.

Tiere sind aufmerksame Begleiter; obgleich sie keine Fragen stellen, fordern sie dennoch zur Aktivität auf. So manche Nacht hat mich unsere erste Katze vor dem Einschlafen bewahrt. Als Nachttier ist eine Katze ein idealer Begleiter für den Schlafentzug. Ein Pony in seinem Gleichmut ist unübertrefflich für »schwarze« Tage. Einfach dahintraben und die Zeit »tottrampeln«!

Mit Tieren entsteht die Situation: Es ist angenehm, keine Antworten geben zu müssen, auf Fragen, auf die es keine Antworten zu geben scheint. Man ist allein und dennoch in Begleitung eines Lebewesens. Das bewies meine Hündin, mit der ich ca. vierzig Tagestouren gemacht habe. Ohne sie wäre ich manchmal einfach im Bett liegengeblieben. Jetzt geht sie seit zwölf Monaten immer zur gleichen Zeit wie ich schlafen, legt sich neben mein Bett und springt sofort auf und will mit, wenn ich einen nächtlichen Hausbesuch machen muß. Sie legt sich erst wieder, wenn auch ich schlafen gehe.

8 Der Tag nach dem erkämpften Tag

- *So gehört mir jetzt seit langem mal wieder die Zeit. Schon überlege ich, was ich heute alles tun möchte, und es rückt in die Ferne oder wird eigentlich von mir auch nicht verstanden, warum ich dies nicht gestern getan habe oder auch morgen noch tun kann.*

- *Den Montag war ich frei und auch den ganzen Dienstag, aber langsam, über den Mittwoch schleichend, holte mich die Melancholie wieder ein. Der Donnerstag war dann ganz fürchterlich, der Freitag mit der Hoffnung, wieder für eine Nacht anzutreten, aber ich merkte, die Kraft fehlte und reichte kaum zum Fernsehen.*

- *Was mach' ich morgen?*
  – Ich werde es sehen; wenn es mir gut geht, brauche ich das heute nicht festzulegen, und wenn es mir schlecht geht, auch nicht, dann will ich so-

wieso nichts, und dann wird morgen eben mal nichts laufen.

- *Noch bleibt die Hoffnung, daß dies bereits der letzte Schlafentzug war. Dies habe ich mir schon bei zwei Depressionen bewiesen.*

Eigentlich beginnt dieser Tag bereits mit der davorliegenden Nacht nach erfolgreich durchgeführtem Schlafentzug. Wie bereits erwähnt, sollten Sie nicht so früh schlafen gehen und auch nicht zu lange schlafen.

Bereits mit dem Erwachen beginnt erneut die verfluchte »Selbstbeobachtung«. Verflucht deshalb, weil der Fragende so negativ eingestellt ist, daß die Antwort immer zu seinen Ungunsten ausfällt. Negative Einschätzungen sind immer gleich da und lassen keine positive Beurteilung zu. So auch die immer gefährliche Frage: »Wie geht es mir heute?« Jeder wird sich sicher an gute Zeiten erinnern, an denen er sich niemals um seinen Gesundheitszustand gekümmert hat. Warum also fragen? Besser ist, einfach zu warten. Ich nenne das: »Sich selbst eine Chance geben«.

Gab es nicht früher auch Vormittage, die langsam anliefen. Tun Sie erst einmal so, als hätten Sie alles geschafft. Sie hatten gestern einen »hellen« Tag, und heute geht es nun so weiter. Sie merken jedoch, daß Sie erheblich müder sind. Es fehlt Ihnen eine Nacht.

Versuchen Sie, nicht zu kritisch sich selbst gegenüber zu sein.

Es gibt zahlreiche Möglichkeiten, wie der Tag nach dem »erkämpften Tag« aussehen kann. Im Vergleich zum Vortag kann es zu einem »tiefen Fall« kommen, d. h. der Tag wird jetzt als wesentlich schlechter empfunden. Dies kann ohne weiteres durch die noch bestehende Müdigkeit, Kraftlosigkeit und den erlebten Verlust der Freiheit hervorgerufen werden.

Es kann aber auch zu geringen oder wesentlichen Aufhellungen im Verhältnis zur Zeit vor der durchwachten Nacht kommen. Angefangene Arbeiten vom Vortag können unter Umständen fortgesetzt werden. In diesem Zustand gibt es – und das ist wichtig – alle Arten der Abstufung.

Mit der erlebten Freiheit, dann auch an dem Tag nach dem erkämpften Tag, wird Ihnen klar: Die »melancholische Phase« ist überstanden! Das kann man aber nur selbst spüren und einschätzen. Ein Außenstehender kann dazu kein Urteil abgeben. Mit diesem neuen Lebensgefühl können Sie die Zukunft neu planen. Sie sind wieder frei. Es gibt keine Gedanken mehr an eine wiederauftretende Erkrankung.

Sie sind nicht machtlos ausgeliefert, haben selbst gespürt, daß man dieses »Hirngespinst« aus eigener Kraft verjagen kann. Es wird Ihnen klar, daß Sie die »Nächte« jederzeit wiederholen können.

Ich selbst habe bei meinen letzten fünf melancholischen Phasen die Erfahrung gemacht, daß der Ausstieg letztendlich mit einer durchwachten Nacht erreicht wurde. Aus dem Tief des Vortages plötzlich am kommenden Tag wieder »alle Freiheit« zu haben, war mir eigentlich unvorstellbar. Der Übergang dazu sind die durchwachte Nacht und der ganze Tag ohne Schlaf. Nun gilt es, Wertigkeiten zu ordnen und vor allen Dingen die Zeit, die plötzlich wieder sehr knapp geworden ist, vernünftig einzuteilen.

Vergessen Sie nicht die wenigen Menschen, die noch um Ihren weiteren Krankheitsverlauf in Sorge waren, bald zu benachrichtigen. Wenn Sie sich ganz sicher sind, ist sogar ein kleines Fest angebracht. Ein Fest, an dem wirklich nur diejenigen beteiligt sein sollten, die auch den schweren Weg mit Ihnen gegangen sind.

Bleiben Sie mit Ihrer Freude Fremden gegenüber jedoch sehr vorsichtig. Sie dürfen, sollen und werden sich freuen, wenn dieser Tag – das Ende der Melancholie – gekommen ist. Tun Sie dies jedoch vorerst am besten leise und allein, denn nur ganz wenige werden begreifen, was Ihnen vorher fehlte und was Sie jetzt wieder besitzen.

Vielleicht feiern Sie erst einmal allein: Einfach dasitzen und warten, bei Eiskaffee in der Sonne, mit letzten Gedanken zurück an erdrückende Zeiten.

Setzen Sie Ihre Persönlichkeit sowie Ihre Einflußnahme auf das Alltagsleben und auf Ihre berufliche

Arbeit mit Bedacht ein. Dies gilt auch oder besonders für Ihr nahes Umfeld. – Man hat lange nicht mit Ihrem »Wiederauftauchen« gerechnet. Nun lassen auch Sie Ihren lieben Mitmenschen noch etwas Zeit, sich neu daran zu gewöhnen, daß Sie wieder mitreden wollen, mitreden können, ja sogar müssen. Ist dies nicht Leben? Kritik Ihrerseits wird sehr empfindsam aufgenommen. Einwendungen Ihrerseits werden argwöhnisch betrachtet – unter dem Gesichtspunkt »bisher war doch auch immer alles recht«. Nehmen Sie langsam wieder Einfluß auf Ihr Leben und das Ihrer Mitmenschen.

Gehen Sie sorgsam mit dem Schlaf um. Ich habe wiederholt auch noch nach Tagen erlebt, daß mich ein Schlaf von langer Dauer wieder in ein Tief oder in ein melancholisches Empfinden gebracht hat.

Versäumen Sie nicht, insbesondere falls Sie Tagebuch führen, sich nun über diesen ersten »normalen Tag« einige Notizen zu machen. Sie werden selbst sehen, wie schwer es fällt, diesen Sieg oder Ihr neu erstandenes Leben in Worte zu fassen. Außerdem wird Ihnen jeder Bezug zu der vorher vorgelegenen Störung fehlen, so daß es sicher auch nützlich wäre, sich vorab, solange es Ihnen nicht gutgeht, einiges zu notieren.

Halten Sie Defizite ruhig fest: z. B. Ich kann dies oder jenes nicht ausführen! Ich kann diesen oder jenen nicht einladen oder seiner Einladung folgen. Nicht alles ist unmöglich, aber doch sehr vieles kann nicht angegangen werden, wenn es auch für andere selbstverständlich ist.

Eines haben Sie nun ganz sicher: Sie haben eine Möglichkeit gefunden, die Selbstbeobachtung aufzugeben und das Negative zu verjagen. Sie sind diesem Zustand nicht mehr machtlos ausgeliefert, auch wenn es nur für einen Tag gelingt, alles Unangenehme durch Schlafentzug zu vertreiben.

Sollten Sie am Tag nach dem erkämpften Tag wieder in Ihren alten Zustand zurückgefallen sein, haben Sie wenigstens die Erinnerung an den einen guten Tag. Machen Sie sich das alles noch einmal bewußt, was Ihnen gestern flüssig von der Hand ging. Ihnen sollte der gute Tag nicht verloren gehen, auch wenn Sie jetzt wieder vor dem Nichts stehen. Insuffizienzgefühle und Selbstbeobachtung drohen Sie wieder vollständig in das schwarze Loch der Melancholie zu ziehen. Schauen Sie sich noch mal alles an, was Sie gestern getan haben. Das waren Sie! Halten Sie sich nicht mit Klagen über den nun erneuten Verlust auf, sondern planen Sie einen weiteren Schlafentzug. Nach meiner Erfahrung sollte dieser jedoch als totaler Schlafentzug maximal zwei- bis dreimal pro Woche durchgeführt werden. Bei partiellen Schlafentzügen sind auch schon mal bis zu fünf Schlafentzüge in einer Woche möglich. Achten Sie dabei auf Ihre persönliche physische Belastbarkeit!

9 Über diese Brücke mußt du gehen – Schlafentzug als Suizidprophylaxe

- *Es ist nicht gut, aber auch nicht schlecht. Es ist anders, allein mit der Gewißheit, daß es kommt. Ich sehe einen verbesserten Umgang mit mir, dem Müden. Ich verzeihe mir einige Langsamkeit.*

- *Sollte es jetzt geschafft sein? Die Angst ist weg. Bleibt sie weg? Es war schon ziemlich hart, aber ich habe es mal wieder geschafft.*

- *Es ist noch keine Kraft da, aber die Hoffnung, daß der Lohn für die Nacht sich einstellt. Wünsche, Ideen, Phantasien.*

- *Ja, ich habe es geschafft. Es muß und wird bleiben. Ich fühle mich frei und glaube, daß ich den Weg gefunden habe.*

Mit der Idee, meine Erfahrungen mit dem Schlafentzug zu veröffentlichen, stand für mich auch schon fest, daß dieses Buch dann meine beste Freundin D. M. illustrieren sollte. Mein Anliegen wurde von ihr mit Bedenken aufgenommen. Kaum ist es möglich, Melancholie in Worten auszudrücken – wie sollten da für Melancholie und Schlafentzug Bilder entstehen?

Dennoch ging sie diesen Weg einige Zeit mit mir. Sie schickte erst Darstellungen als Tuschezeichnungen. Zwei fanden sofort mein Interesse, und sie drücken gemeinsam das Wesentliche dieses Buches aus.

Ich danke D. M. herzlich für ihre Unterstützung und insbesondere dafür, daß sie mir die Freiheit ließ, mit ihren Arbeiten das zu tun, was ich für richtig hielt.

So fällt das Titelbild dieses Buches jedem, der einmal die hier beschriebene Situation erlebt hat, ins Auge. Hier ein einsamer (dunkler) Mensch mitten in der Menge. Er blickt in eine andere Richtung, wirkt fast als Füllmaterial oder Schatten der anderen.

Drei Tage nach Beginn einer Depression habe ich genau so einen Abend in »lustiger« Gesellschaft erlebt.

Versucht der »schwarze Mann« sich an zwei »weißen« aufzustützen?

Sie beginnen in dieser Situation der Traurigkeit dieses Buch zu lesen.

Sie kommen jetzt im Kapitel 9 zu einer Brücke. Für mich waren die durchwachten Nächte und die Tage danach immer wie eine Brücke zum Leben (der gesunden Zeit davor). Es ist eine Hängebrücke – sie wirkt nicht sehr fest, hat keine stabilen Geländer. Was ist das Ziel – die linke Seite mit dem schwarzen Fels oder die rechte mit dem hellen? Weist der Mond den Weg?

Schwindelnde Tiefe, darunter ein Tal, eine Eisenbahn, ein Bachbett, Spuren am Fuß des Felsens?

Die Brücke schafft Verbindung. Sie eröffnet die Möglichkeit, einen anderen Weg fortzusetzen.

Das Überqueren der Brücke – das Durchwachen der Nacht – kann aus tiefer Traurigkeit wieder zu neuem (eben altem) Leben führen. Hier eröffnet sich eine Chance, wenn der Weg durchgehalten wird.

Die Brücke kann aber auch eine »todsichere« Sache sein. Ich stand oft auf Brücken, aber am Ende der Brücke ging es dann doch irgendwie weiter. Hoffnung und Zukunft gibt es, solange nicht alles versucht wurde. Das Bachbett ist keine Chance. Der Weg auf der Brücke eröffnet eine neue Perspektive.

Sollte Ihr Vorhaben in Rücksprache mit einem Therapeuten erfolgen, minimiert sich die Gefahr. Jeder Depressive braucht ohnehin alle Kraft, um ein Wagnis einzugehen. Um sich vor suizidalen Gedan-

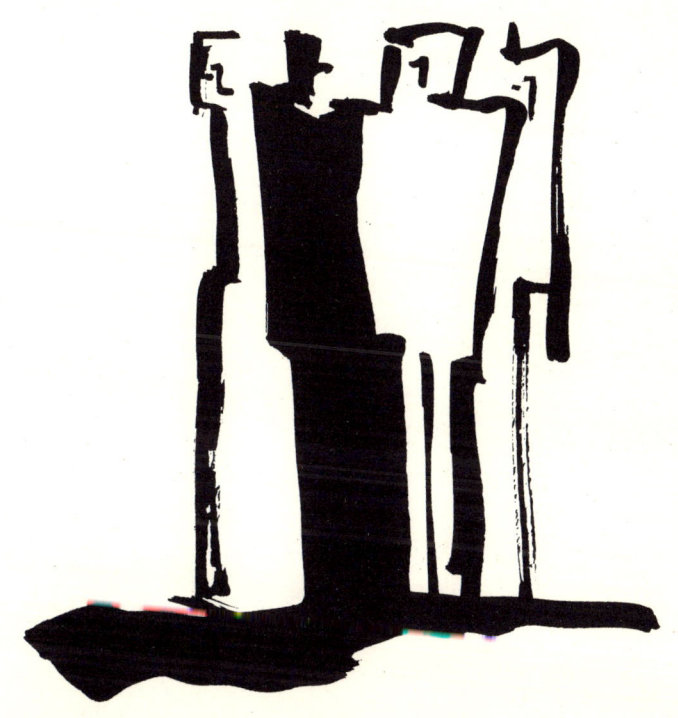

ken und daraus folgenden Gefahren zu schützen, ist die beste Prophylaxe, immer wieder Behandlungsmöglichkeiten und eventuelle Besserungen zu sehen.

So ist für mich Schlafentzug in erster Linie auch eine Form von Suizidprophylaxe – wie es meine Frau auch im Vorwort beschrieben hat.

Erst mal mit einer durchwachten Nacht »nach drüben« schauen, bevor man aufgibt. Erst mal über diese Brücke gehen und nicht gleich springen. Für mich gab es im Umgang mit den durchwachten Nächten und den Tagen danach niemals Engen oder Gefahren. Aber bitte lesen Sie hierzu auch die Meinung von Herrn Professor Riemann im folgenden Kapitel. Jeder, der Schlafentzug »wagt«, muß dies für sich alleine klären. Meine Erfahrung ist, daß, solange es noch etwas gab, was ich nicht versucht hatte, weitere Hoffnung da war.

Daß natürlich drei oder vier erfolglose Schlafentzüge hintereinander den Druck erhöhen, ist verständlich. »Noch nicht mal Schlafentzug hilft mir«, höre ich mich noch heute. Dann aber nach einigen Tagen physischer Erholung ein voller Erfolg mit durchwachter Nacht.

Jede Chance muß genutzt werden. Jeder unversuchte Therapieansatz in der Depression kann Wochen oder Monate kosten.

Die Tage nach den durchwachten Nächten gaben mir wieder die Kraft, weiterzuleben. Der Dunkel-

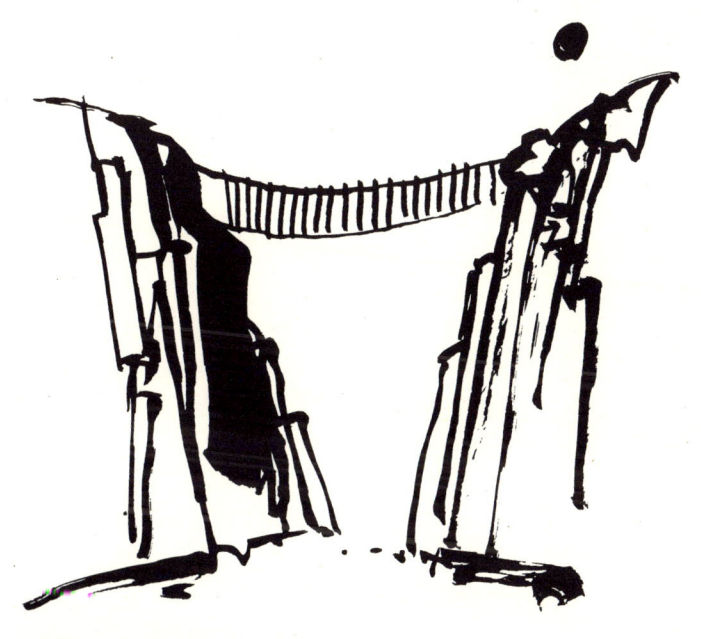

heit entronnen, waren alle Selbsttötungsabsichten als zeitweilige gedankliche Fehlleistungen entlarvt. Ich lebte wieder, und zwar sehr gern. Das ist wie eine Botschaft der Kern dieses Buches: Ob traurig, unentschieden, kraftlos und alleine – du mußt es wagen, über diese Brücke zu gehen.

Der Mut, das Wagnis und die Entscheidung sind die erste »Entfremdung«, das erste Abrücken von dem depressiven Zustand. Im Erkennen der Sinnlosigkeit von suizidalen Tendenzen liegt die beste Prophylaxe. Positives Denken und erste Erfolgserlebnisse führen zu mehr Sicherheit. Aufgetaucht aus dem schwarzen Loch steht im Vordergrund, das zurückgewonnene Leben zu genießen.

»Etwas Besseres als den Tod findest du überall.«
Bremer Stadtmusikanten

»Wenn jemand stirbt, nicht das allein ist Tod. Tod ist, wenn einer lebt und es nicht weiß.« *Rainer Maria Rilke*

10 Der Stand des Wissens zum Thema »Schlafentzug bei Melancholie«

Bereits in der psychiatrischen Literatur des 19. Jahrhunderts finden sich bei GRIESINGER und HEINROTH Hinweise darauf, daß die Vermeidung von Schlaf wirksam in der Behandlung der Melancholie sein kann. So formuliert E. A. HEINROTH schon 1818 in seinem »Lehrbuch der Störungen des Seelenlebens und ihrer Behandlung« fünf Möglichkeiten zur Behandlung der Melancholie.

Darunter auch: »Mehr Wachen als Schlaf, mehr Bewegung als Ruhe, denn das Leben, wenn es einmal den Stachel der Thätigkeit verloren hat, fällt der Trägheit, und mit dieser der Abstumpfung anheim, und sinkt immer tiefer in den Abgrund der Bestimmungslosigkeit, welcher der Tod des Lebens ist. Nur die Wegnahme der lastenden Gewichte des Hanges zum Schlaf und zum Nichtstun kann das Leben wieder wecken.« (Verlag Fr. Chr. Wilhelm Vogel, Leipzig, 1818.) Der Verdienst der Einführung des Schlafentzugs in die moderne Depressionsbehandlung gebührt jedoch sicherlich den Psychiatern SCHULTE und TÖLLE.

Inzwischen weiß man, daß der Schlafentzug für eine Nacht bei etwa 60 bis 80 Prozent aller Patienten mit einer depressiven Erkrankung, vornehmlich solchen mit eher endogener/melancholischer Symptomatik, eine deutliche und drastische Stimmungsaufhellung bewirken kann. Wir wissen auch, daß besonders eine ausgeprägte Tagesschwankung der Stimmung mit spontaner Aufhellung am Nachmittag ein guter Anhaltspunkt dafür ist, daß ein Patient auf dieses auf den ersten Blick paradox anmutende Therapieverfahren anspricht. Zudem konnten Untersuchungen des Schlafs belegen, daß auch Patienten mit einer Verkürzung der REM-Latenz, d. h. der Zeit zwischen Einschlafen und Auftreten der 1. REM-Periode, besonders gut auf dieses Verfahren ansprechen. Die Verkürzung der REM-Latenz wird als Indikator eines Ungleichgewichts der Neurotransmitter (d. h. Nervenbotenstoffe) gedeutet, wobei man annimmt, daß ein Übergewicht des Acetylcholins im Verhältnis zu Serotonin/Noadrenalin vorhanden ist. Der Schlafentzug ist womöglich in der Lage, zumindest kurzfristig dieses Ungleichgewicht durch Stimulation von Noadrenalin und Serotonin und Unterdrückung des Acetylcholins (da der REM-Schlaf verhindert wird) zu korrigieren.

Ein gewichtiger Nachteil und womöglich auch der Grund dafür, daß der Schlafentzug bisher nur an wenigen Kliniken weltweit als Therapeutikum eingesetzt wird, ist die Tatsache, daß bei ca. 80 Prozent der Patienten nach der nächsten durchschlafenen Nacht ein Rückfall in die Depression auftritt. Möglicherweise spricht dies auch dafür, daß der Schlaf in der Depression seinen Erholungswert verloren hat und depressionsintensivierend wirkt. Dafür spricht der bereits erwähnte Befund des verfrühten Auftretens von REM-Schlaf als Zeichen eines Ungleichgewichts der Neurotransmitter sowie möglicherweise die auch bei vielen depressiven Patienten auftretenden Trauminhalte, die vielleicht während der Nacht depressive Stimmung reaktivieren und deren Verhinderung antidepressiv wirkt.

Die Hypothese eines depressionsintensivierenden Effekts von Schlaf bei depressiven Patienten wird nicht nur durch die antidepressive Wirkung des Schlafentzugs gestützt, sondern auch durch Befunde, die zeigen konnten, daß selbst kurze Schlafepisoden nach oder während erfolgreichem Schlafentzug diesen positiven Effekt wieder zunichte machen können. Dabei scheint es so zu sein, daß besonders Schlafepisoden in den Morgenstunden depressionsintensivierend wirken. In einer neuen Forschungsstrategie an unserer Klinik haben wir begonnen, Schlafentzug mit einer Schlafphasenverschiebung zu kombinieren, wobei die Patienten nach dem Schlafentzug von nachmittags bis Mitternacht schlafen und anschließend über einen Zeitraum von sechs bis sieben Tagen die Schlafphase wieder in die ursprüngliche Position von 23.00 Uhr bis 7.00 Uhr verschoben wird. Dadurch konnte bei vielen Patienten der Rückfall in die Depression verhindert werden.

Der Schlafentzug sollte von an Depressionen erkrankten Patienten nur nach Rücksprache mit ihrem behandelnden Arzt/Psychotherapeuten durchgeführt werden. Depression meint hier eine durchgehende, mehrwöchige Beeinträchtigung der Stimmung in klinisch relevantem Ausmaß. Neben der depressiven Stimmung gehören zu einer ausgeprägten Depression Schlafstörungen, durchgehende Antriebs- und Lustlosigkeit, Schuldgefühle und Selbstvorwürfe, Lebensüberdruß bis hin zu Suizidgedanken und -versuchen sowie vielerlei körperliche Beschwerden, wie etwa Verdauungsprobleme, Kloßgefühl im Hals, Verspannungen etc. Nicht indiziert ist der therapeutische Schlafentzug bei kurzfristigen Stimmungsbeeinträchtigungen, denen jeder Mensch gelegentlich ausgesetzt ist.

Beruhigende und dämpfende Antidepressiva, die häufig in der Depressionsbehandlung eingesetzt werden, sollten vor dem Versuch, eine Nacht durchzuwachen, nicht mehr eingenommen werden, da dann der Versuch des Wachbleibens sehr leicht scheitern kann.

Wann sollte Schlafentzug nicht eingesetzt werden?

Patientinnen und Patienten, bei denen die Depression wahnhafte Züge trägt und deren Symptome auch charakterisiert sind durch Halluzinationen bzw. wahnhafte Annahmen, sollten ebenfalls nicht versuchen, mit Schlafentzug ihren Zustand zu beeinflussen, da dieser eventuell in diesem speziellen Fall durch Schlafentzug noch verstärkt werden kann.

Da der Schlafentzug in der neurologischen Diagnostik als Provokationsverfahren und diagnostische Methode bei epileptischen Leiden eingesetzt wird, sollten ebenso Patienten, bei denen ein Anfallsleiden bzw. der Verdacht darauf besteht, keinen Schlafentzug durchführen, da dadurch ein epileptischer Anfall ausgelöst werden könnte. Entsprechendes ist nach Rücksprache mit dem behandelnden Psychiater/Neurologen zu klären.

Eine weitere Kontraindikation für den Schlafentzug besteht bei Patienten, die in der Vorgeschichte einen sehr raschen Umschlag von der Depression in eine Manie erlebt haben. Unter Umständen kann bei entsprechender Disposition ein Schlafentzug, besonders bei Patienten mit raschem Stimmungswechsel, die Depression beenden, aber übergangslos in das Gegenstück der Depression, eine Manie, einmünden, was mit erheblichen Risiken und Gefahren für die betroffenen Patienten verbunden ist. Auch hier ist große Vorsicht geboten.

Zu empfehlen ist der therapeutische Schlafentzug sicherlich bei denjenigen Patienten, die in der Depression eine ausgeprägte Tagesschwankung zeigen, da diese Patienten in der Regel einen guten Effekt erhoffen dürfen. Es sollten, wie der Autor dieses Buches auch bemerkt, die Hoffnungen vorab nicht zu hoch gesteckt werden. Bei quälendem Lebensüberdruß und Suizidalität ist ebenso von einem Schlafentzug abzuraten, da er unter Umständen vor allem die Energie des Patienten freisetzt, die dann dazu führen kann, daß eine Suizidhandlung ausgeführt wird, zu der der Patient im depressiven Zustand nicht in der Lage gewesen wäre.

Aus Sicht des Arztes kann aber durchaus der Versuch empfohlen werden, durch Schlafentzug eine depressive Verstimmtheit aufzuhellen, vorausgesetzt, er ist mit einem kompetenten Therapeuten abgesprochen.

Der therapeutische Schlafentzug und andere Konzepte von Schlaf-Wach-Manipulationen bei depressiven Patienten, wie etwa partieller Schlafentzug in der zweiten Nachthälfte oder Verschiebung des Schlaf-Wach-Rhythmus, gehören zur Zeit zu den intensiv diskutierten Gebieten in der psychiatrischen Forschung. Momentan stehen wir erst am Anfang, diese Verfahren zu verstehen und herauszufinden, warum diese Verfahren auch bei schweren Depressionen wirksam sind.

> Prof. Dieter Riemann
> Psychiatrische Universitätsklinik Freiburg

11 Ausblick und Dank

Die Form, wie ich den Schlafentzug durchgeführt habe – und die ich Ihnen, wie ich hoffe, auch als erfolgversprechende Methode darstellen konnte – ist sicher kein ultimatives Patentrezept. Ich denke aber, daß dies, insbesondere in zahlreichen Krisensituationen, wenn man das Gefühl hat, überhaupt nichts hilft mehr, eine Möglichkeit ist, aus eigener Kraft etwas gegen die »erdrückende Traurigkeit« zu tun. Es ist zu hoffen, daß das Phänomen des Schlafentzugs in der nächsten Zeit besser wissenschaftlich erforscht wird. Kann das gleiche Ergebnis mit etwas anderem erreicht werden? Denkbar wäre auch, eine Zeitverschiebung vorzunehmen, indem man z. B. auf eine Weltreise geht. Hiermit habe ich jedoch keine Erfahrungen.

Ich hoffe, daß ich Ihnen mit meinen Ausführungen eine kleine Hilfestellung geben konnte. Sollten Sie andere oder zusätzliche Erfahrungen mit dem Schlafentzug gemacht haben, wäre ich Ihnen für eine Mitteilung an den Verlag dankbar. Die Adresse finden Sie auf der Seite 4 des Buches!

Zuletzt, aber mir doch sehr wichtig, mein Dank an alle, die mir geholfen haben, den Schlafentzug durchzuführen, die meinen Schlafentzug geduldet oder ertragen haben, und meine Entschuldigung an alle, die irgendwie durch mein anderes Verhalten in den durchwachten Nächten beeinträchtigt wurden.

An erster Stelle steht hier meine Frau, die sich an vieles gewöhnen mußte. Bereits durch meinen Zustand der Depression schon alleingelassen, entfernte ich mich mit meinen »Durchwach-Experimenten« noch weiter von ihr. Weiterhin mußte sie Geduld mit mir haben, wenn ich zu häufig den Schlafentzug durchführte, zuviel rauchte oder große Mengen Coca-Cola oder Kaffee zu mir nahm. Auch habe ich sie oft in Sorge gebracht, weil sie sich nicht vorstellen konnte, wie der nächste Tag ohne eine Minute Schlaf zu überstehen sei.

Ich danke meinen Kindern, die sich auch umstellen mußten, wenn der Vater nachts durch das Haus geisterte, um irgendwelche Aufräumarbeiten zu tätigen, für ihre Geduld, mit den ständig schwankenden Gemütszuständen des Vaters umzugehen.

Ganz besonders danken möchte ich allen, die mir angeboten haben, mit mir die Nacht zu durchwachen. So auch meinem Therapeuten, der eine Nacht mit mir zubrachte, um mich wieder in das Leben zurückzuführen. Ihm gebührt auch ganz besonderer Dank, da er niemals versucht hat, Einfluß zu nehmen auf die Frequenz oder die Art, in der ich den Schlafentzug durchführte, der mir aber mit Rat zur Seite stand, wenn es darum ging, neue Formen auszuprobieren. So entstand das Verschieben der morgendlichen Aufstehstunde und die Verlängerung der Nachtschlafzeiten bei partiellem Schlafentzug.

Herzlich danke ich der Künstlerin D. M., die sich viele Gedanken gemacht hat, meinen ersten Versuch, ein Buch zu schreiben, entsprechend zu illustrieren (s. Titelbild und Kapitel 9). Sie möchte nicht genannt werden.

Herzlichen Dank auch allen, die mir bei der Entstehung und Veröffentlichung dieses Buches mit Rat und Tat zur Seite gestanden haben. Ganz besonders danke ich Herrn Hartwig Hansen vom Psychiatrie-Verlag, der mich durch sein Interesse immer wieder ermuntert hat, die Lücken in meiner Darstellung aufdeckte und half, sie in gemeinsamen Gesprächen aufzufüllen.

Mein Dank geht auch an Professor Dieter Riemann, der mit der Zusammenfassung zum wissenschaftlichen Stand der Schlafentzugsforschung meine persönlichen Erfahrungen ergänzte und als Fachmann den Rahmen für die »Medizin Schlafentzug« darstellte.

Mit meinen Gedanken und Erfahrungen konnte ich Ihnen nur Anregungen geben. Durchstehen müssen Sie die Nächte selbst, denn Ihnen allein nur gehören die »Tage danach«. Ich wünsche Ihnen den dazu nötigen Mut und die ausreichende Kraft zum richtigen Zeitpunkt.

12 Schlafentzug – Kurzanleitung

- *Ich muß etwas gegen die Leere tun. Alle Überlegungen führen zu dem gleichen Ergebnis, höchstens zwei Nächte Schlafentzug die Woche. Die waren immer ein Erfolg und haben letztendlich auch herausgeführt.*

- *Nun bin ich wieder frei. Müde, kaputt, aber keine Monotonie, keine Leere mehr. Alle möglichen Zukunftsperspektiven sind wieder da. Hoffentlich hält es an.*

Sie haben Erfahrungen mit Psychotherapeuten, mit Psychiatern, mit Medikamenten, vielleicht auch schon mit Klinikaufenthalten und Elektroschockbehandlung.

Kennen Sie Schlafentzug?

Wenn Sie noch keine Erfahrung mit Schlafentzug haben, besprechen Sie dies mit Ihrem Therapeuten. Zeigen Sie ihr oder ihm vielleicht dieses Buch.

Schlafentzug kann Ihren Zustand zeitweise vollständig und auch für immer bessern, vielleicht auch heilen.

Die Methode Schlafentzug erfordert Ihren Einsatz, Ihren Willen, etwas gegen Ihre Niedergeschlagenheit zu tun. Aber der Einsatz ist nicht hoch: Sie sollten einfach versuchen, einmal eine Nacht wach zu bleiben. Sie können damit wieder Ihren Normalzustand erreichen. Auch in der Wissenschaft ist ungeklärt, wie lange dieser Zustand dann anhält.

Wichtige Voraussetzungen:

- Ihre Bereitschaft, gegen die Depression zu kämpfen
- Ausreichende physische Kraft
- Sie müssen die Nacht des Schlafentzugs selbst bestimmen
- Bequeme Kleidung, ausreichend Licht, Tätigkeit zum Wachhalten, genügend frische Luft.

Die genaue Durchführung des Schlafentzugs wird in Kapitel 3 geschildert.

Peter Mannsdorff

Von der Zukunft umzingelt
Ein psychotischer Bildungsroman

Hin und hergerissen zwischen der von den Eltern geforderten Vernunft, den Anforderungen des Studiums und den Wünschen der Freundin, verliert Peter zusehends die Kontrolle über das eigene Ich. Nach schlimmen Depressionen mit Selbstmordgedanken ist die Manie wie eine Flucht.

»Aber keine Angst! Der Roman ist zu gut geschrieben, als daß er sich zu einer schnöden ›Krankengeschichte‹ herunterdeklinieren ließe, im Gegenteil: es ist zunächst und immer wieder eine so realitätsgeerdete, ja fast ›gesunde‹ Geschichte, eine so lebendige, humorvolle, auch selbstironische, daß es Ihre oder Deine oder meine sein könnte.«

Jens Claußen, Dr. med. Mabuse

196 Seiten, engl. Br. 24.80 DM (25.80 sFr, 194 öS)

Und wer erfahren möchte, wie Peter Mannsdorff mit der Erkrankung lebt, kann das in dem amüsanten Bericht aus dem Übergangswohnheim **»Das verrückte Wohnen«** nachlesen.

224 Seiten, br., 24.80 DM (25.80 sFr, 194 öS)

Beide Bücher erschienen in der
EDITION BALANCE im Psychiatrie-Verlag

F.-M. Stark, I. Esterer,
F. Bremer (Hg.)

Wege aus dem Wahnsinn
Therapien bei psychischen Erkrankungen

Früher galten insbesondere psychotische Erkrankungen als nicht »einfühlbar« und deshalb mit psychotherapeutischen Methoden nicht zu behandeln. Heute ist das anders. Das Angebot der Hilfen ist vielfältig, aber unübersichtlich.

Dieser Ratgeber vermittelt – präzise und leicht verständlich – einen Überblick über das breite Spektrum der »Wege aus dem Wahnsinn«.

Die Autorinnen und Autoren – alle mit langjähriger Praxiserfahrung – informieren über Idee und Wirkungsweise der wichtigsten klassischen und alternativen Therapien. Hinweise zu den Risiken, den Kosten sowie weiterführender Literatur und wichtigen Adressen machen dieses Buch zu einem hilfreichen Nachschlagewerk und Wegweiser durch den Therapiendschungel.

3-88414-155-4, Rat!schlag,
230 Seiten, 24.80 DM
(25.80 sFr, 194 öS)

Psychiatrie-Verlag, Pf 2145, 53011 Bonn